Antoine Hinschberger

Etude de nouveaux ligands des récepteurs 5-HT4, 5-HT6 et 5-HT7

Antoine Hinschberger

Etude de nouveaux ligands des récepteurs 5-HT4, 5-HT6 et 5-HT7

Presses Académiques Francophones

Impressum / Mentions légales
Bibliografische Information der Deutschen Nationalbibliothek: Die Deutsche Nationalbibliothek verzeichnet diese Publikation in der Deutschen Nationalbibliografie; detaillierte bibliografische Daten sind im Internet über http://dnb.d-nb.de abrufbar.

Information bibliographique publiée par la Deutsche Nationalbibliothek: La Deutsche Nationalbibliothek inscrit cette publication à la Deutsche Nationalbibliografie; des données bibliographiques détaillées sont disponibles sur internet à l'adresse http://dnb.d-nb.de.

Coverbild / Photo de couverture: www.ingimage.com

Verlag / Editeur:
Presses Académiques Francophones
ist ein Imprint der / est une marque déposée de
AV Akademikerverlag GmbH & Co. KG
Heinrich-Böcking-Str. 6-8, 66121 Saarbrücken, Deutschland / Allemagne
Email: info@presses-academiques.com

Herstellung: siehe letzte Seite /
Impression: voir la dernière page
ISBN: 978-3-8381-7742-7

A Monsieur *Guillaume LE BAUT*
Professeur à l'Université de Nantes

A Monsieur *Thierry BESSON*
Professeur à l'Université de la Rochelle

A Monsieur *Gérald GUILLAUMET*
Professeur à l'Université d'Orléans

A Monsieur *Patrick DALLEMAGNE*
Professeur à l'Université de CAEN
Doyen de L'UFR des Sciences Pharmaceutiques-Université de Caen

A Monsieur *Sylvain RAULT*
Professeur à l'Université de Caen
Directeur du Centre d'Etudes et de Recherche sur le Médicament de Normandie

A Monsieur *François DAUPHIN*
Chargé de Recherches au CNRS à l'Université de Caen

Qui me font l'honneur de juger ce travail

En témoignage de ma profonde gratitude

A Monsieur Sylvain Rault

qui m'a accueilli dans son laboratoire et m'a confié ce travail de thèse.

Pour la confiance sans cesse renouvelée qu'il m'a témoignée, pour son attachement à me guider tout au long de ces années et pour m'avoir permis d'acquérir cette expérience dans la recherche, qu'il trouve ici l'expression de ma profonde reconnaissance.

Je tiens également à remercier ceux qui ont contribué à l'élaboration de ce travail :

Monsieur *Alain-Claude Gillard* pour son aide et ses nombreux conseils fournis au cours de ce travail de thèse.

Monsieur *Michel Boulouard* pour tous les tests in-vivo réalisés sur mes produits.

Monsieur *Franck Sobrio* pour son aide dans les études de radiomarquage.

Madame *Anne-Marie Godard*, qui a consacré du temps à la rédaction de la partie expérimentale de cette thèse.

Mademoiselle *Delphine Brugier*, qui a consacré du temps à la lecture de ce document.

Monsieur *Yves Dat*, pour l'enregistrement des spectres de masse.

Monsieur *Cyril Daveu* pour la réalisation des travaux de modélisation moléculaire et pour son aide liée aux problèmes informatiques.

Madame *Jana Sopkova-de Oliveira Santos* et Madame *Isabelle Bureau* pour les travaux de résolution cristallographique réalisés sur mes molécules.

Je remercie encore tous mes collègues du Centre d'Etudes et de Recherche sur le Médicament de Normandie pour leur sympathie et leur disponibilité.

Enfin, mes remerciements s'adressent aux laboratoires SERVIER (Société ADIR) pour leur soutien financier.

A mes parents,

Pour leur soutien et leur confiance

INTRODUCTION

Ce travail de thèse a été réalisé au Centre d'Etudes et de Recherche sur le Médicament de Normandie (CERMN) sous la direction de Monsieur le Professeur Rault. Les axes de recherches de ce centre sont orientés vers la synthèse et l'étude physicochimique de nouvelles substances à visée thérapeutique dans les domaines de la cancérologie, la neurobiologie, la virologie et les maladies cardiovasculaires.

Les travaux les plus importants ont porté sur la synthèse de nombreuses molécules hétérocycliques. Il s'agit plus particulièrement de pyrrolo[1,2-a][1,4]benzodiazépines **1**[1], de pyrrolo et pyrido[2,1-c][1,4]benzodiazépines **2** et **3**[2-6], de pyrrolo[1,2-a]thiéno[2,3-f] [1,4]diazépines **4**, de pyrrolo[1,2-a]thiéno[3,2-f][1,4]diazépines **5**[7-25], de pyrrolo[1,2-a] thiéno[3,2-e]pyrazines **6**, de pyrrolo[1,2-a]thiéno[2,3-e]pyrazines **7**[26-30], de pyridopyrrolopyrazines **8** et **9**[31-33], de pyrrolo[1,2-a]thiéno[3,2-e]pyrimidines **10**, de pyrrolo[1,2-a]thiéno[2,3-e]pyrimidines **11**[34,35], de pyrrolo[1,2-a]quinoxalines **12**[36], de thiéno[2,3-d]imidazolones **13**[37], de thiéno[3,2-b]pyrrolizines **14**[38-41] et de pyrrolo[1,2-a] indoles **15**[42-44](Schéma 1).

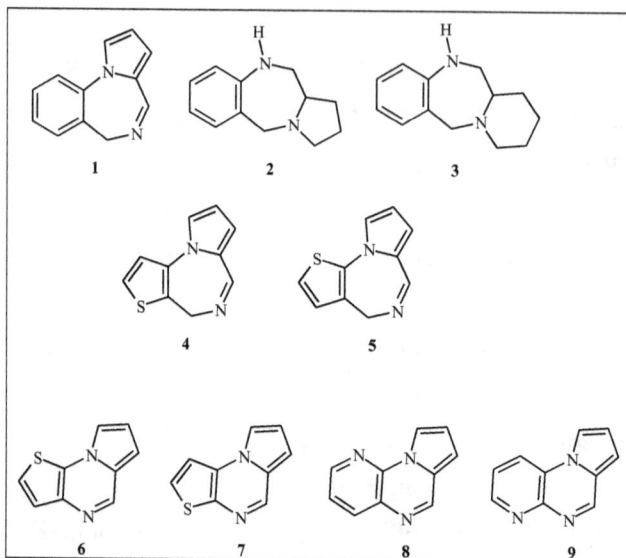

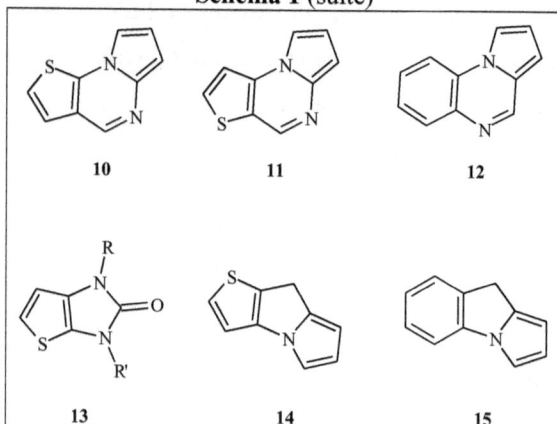

L'accès à de nouveaux dérivés de ces systèmes présente un grand intérêt en pharmacochimie puisque leurs squelettes tricycliques pour certains d'entre eux sont très apparentés avec ceux fréquemment rencontrés chez les antidépresseurs tricycliques et les antipsychotiques de la famille de la clozapine[45-48].

Dans le cadre de la recherche de nouveaux modèles de ligands sérotoninergiques pour les sous-types des récepteurs les plus récents (5-HT$_4$, 5-HT$_5$, 5-HT$_6$ et 5-HT$_7$), le CERMN a développé un environnement informatique comprenant notamment une base de données nommée ATBI (ATelier de BInding) qui contient des données d'affinité vis-à-vis de ces récepteurs. De manière à exploiter ces données, ATBI a été couplée à des logiciels de modélisation moléculaire et notamment des outils informatiques permettant des analyses 3D-QSAR tels que le logiciel CATALYST[49].

Nous travaillons actuellement sur des pharmacomodulations orientées à partir d'un système tricyclique possédant une chaîne latérale aminoalkyle. Dans un cadre général, nous souhaitons démontrer que la pharmacomodulation sélective de ce squelette permettra d'accéder à des ligands plus affins et plus sélectifs vis-à-vis des différents sous-types de récepteurs qui nous intéressent (Schéma 2).

Schéma 2

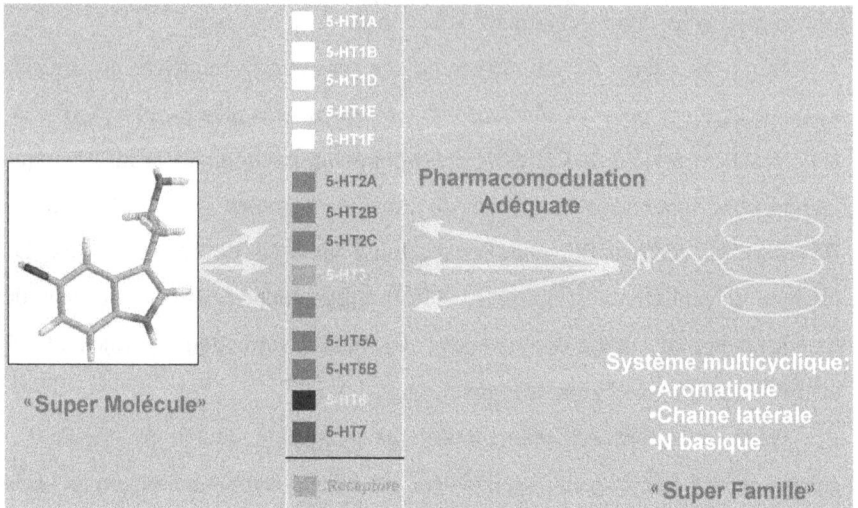

5-HT1A
5-HT1B
5-HT1D
5-HT1E
5-HT1F

5-HT2A
5-HT2B
5-HT2C

5-HT5A
5-HT5B

5-HT7

Pharmacomodulation
Adéquate

Système multicyclique:
•Aromatique
•Chaîne latérale
•N basique

«Super Molécule»

«Super Famille»

En ce qui concerne l'étude sur les récepteurs 5-HT$_4$, nous avions à notre disposition des ligands 5-HT$_3$ tels que le S 21007 (Schéma 3) possédant le motif tricyclique et un pharmacophore 5-HT$_3$ réalisé sur la base de ces ligands[50]. Or il a été démontré que de nombreux ligands 5-HT$_3$, comme le métoclopramide, présentaient une affinité vis-à-vis des récepteurs 5-HT$_4$. C'est pourquoi, à partir des données de la littérature, il nous a été possible de faire évoluer la pharmacomodulation de nos motifs tricycliques afin de passer d'un pharmacophore 5-HT$_3$ à un pharmacophore 5-HT$_4$.

Schéma 3

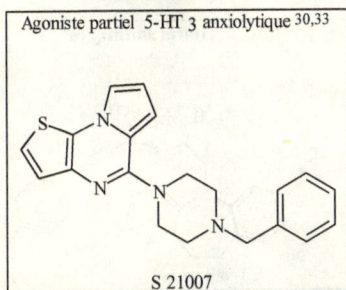

Agoniste partiel 5-HT$_3$ anxiolytique [30,33]

S 21007

Concernant l'étude sur les récepteurs 5-HT$_6$ et 5-HT$_7$, il existe peu d'informations sur les fonctions biologiques de ces récepteurs. Il semble toutefois que ces derniers soient impliqués dans des physiopathologies telles que les désordres du sommeil, la dépression et la schizophrénie. La synthèse d'agonistes ou d'antagonistes de ces récepteurs est d'une grande utilité pour la compréhension du système sérotoninergique.

C'est dans le cadre de la recherche de nouveaux modèles de ligands des récepteurs 5- HT$_6$ et 5-HT$_7$ que le CERMN s'est appliqué à déterminer avec l'aide de l'équipe de F. Dauphin au centre Cycéron, les affinités de nombreux ligands issus de la famille des psychotropes vis-à-vis des récepteurs 5-HT$_6$ et 5-HT$_7$ (Schéma 4)[51,52]. Sur 29 molécules testées, la plupart montre une affinité remarquable (8<pKi<9) vis-à-vis de ces sous-types de récepteurs (5-HT$_6$ et 5-HT$_7$).

Schéma 4

Imipraminiques

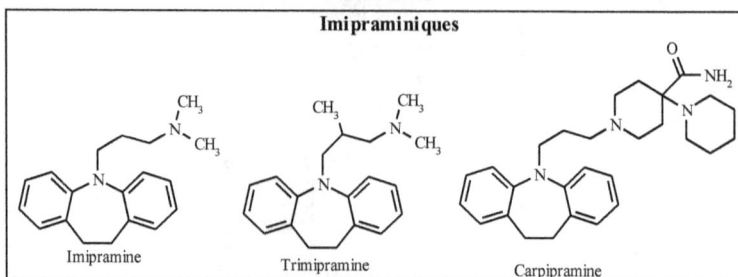

Imipramine

Trimipramine

Carpipramine

Schéma 4 (suite)

Phénothiazines

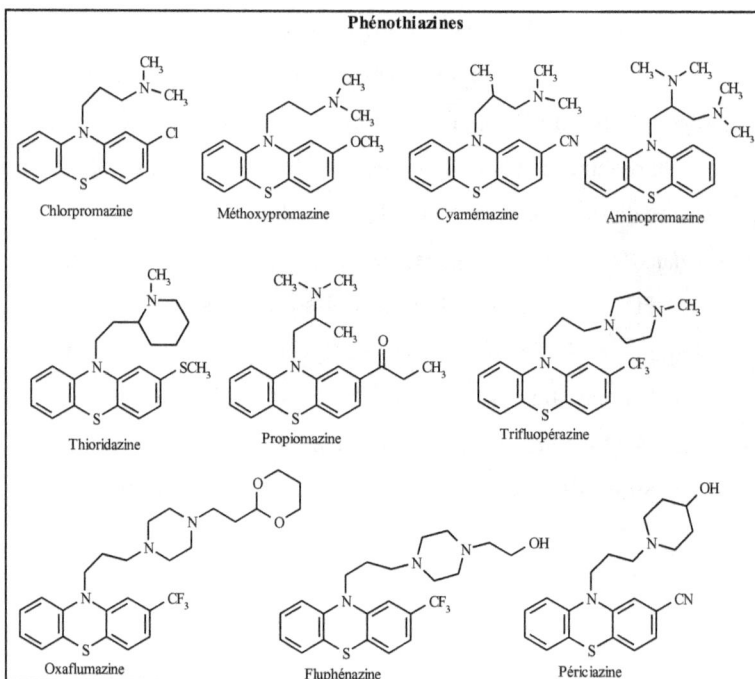

Chlorpromazine

Méthoxypromazine

Cyamémazine

Aminopromazine

Thioridazine

Propiomazine

Trifluopérazine

Oxaflumazine

Fluphénazine

Périciazine

Schéma 4 (suite)

Benzodiazépines

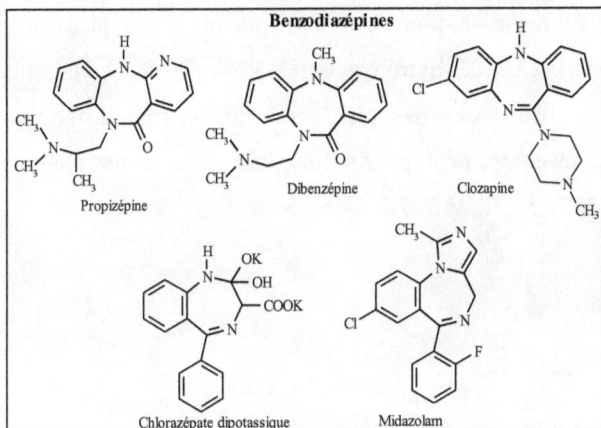

Propizépine

Dibenzépine

Clozapine

Chlorazépate dipotassique

Midazolam

Schéma 4 (suite)

Divers

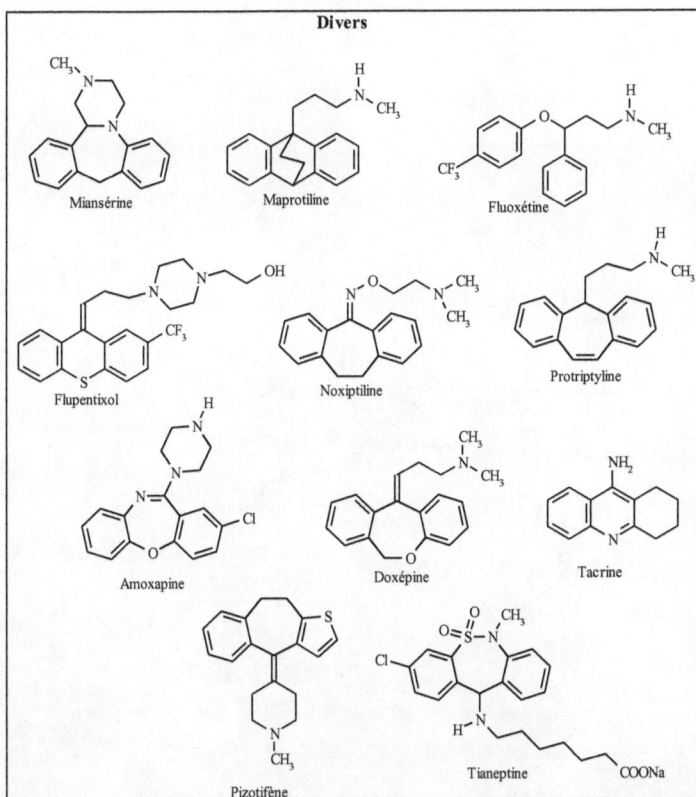

Miansérine

Maprotiline

Fluoxétine

Flupentixol

Noxiptiline

Protriptyline

Amoxapine

Doxépine

Tacrine

Pizotifène

Tianeptine

Ce travail a été le prélude à l'orientation de la pharmacomodulation envisagée dans la série des pyrrolo et pyrido[2,1-c][1,4]benzodiazépines.

Parmi les molécules citées précédemment, un certain nombre a déjà fait l'objet d'un développement pharmacologique comme nouveaux ligands des récepteurs 5-HT$_3$, 5-HT$_4$ et 5-HT$_7$ (Schéma 5).

Schéma 5

Agoniste partiel 5-HT 3 anxiolytique [30,33]

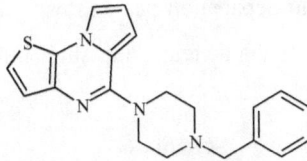

S 21007

Ligands 5-HT 4 [53]

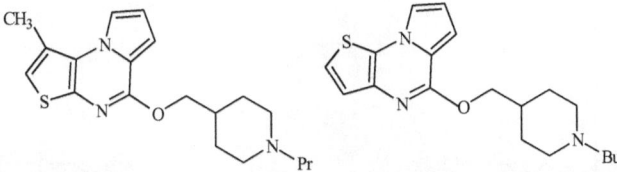

Ligands 5-HT 7

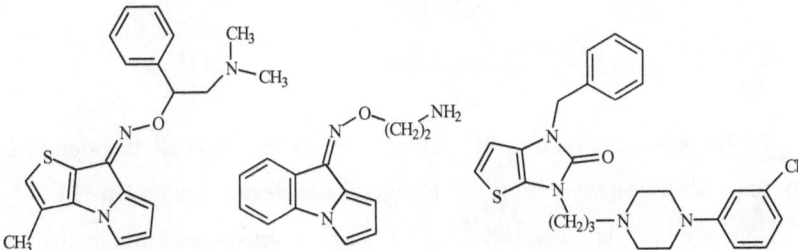

C'est dans ce cadre précis de recherche de nouveaux ligands potentiels des récepteurs 5-HT$_4$, 5-HT$_6$ et 5-HT$_7$ que s'inscrit ce travail de thèse. Dans un premier temps, nous présenterons comment nous avons pu obtenir de nouveaux systèmes tricycliques et tétracycliques. En série tricyclique, nous verrons les conditions du réarrangement des pyrrolo et pyrido[2,1-c][1,4]benzodiazépinediones **16** et **17** respectivement en benzo[*h*][1,6]naphtyridine **18** et azépino[3,2-*c*]quinoléine **19** (Schéma 6). Ces structures ont été choisies au départ non pas en raison d'une relation structure-activité particulière mais en raison de leur originalité chimique.

Schéma 6

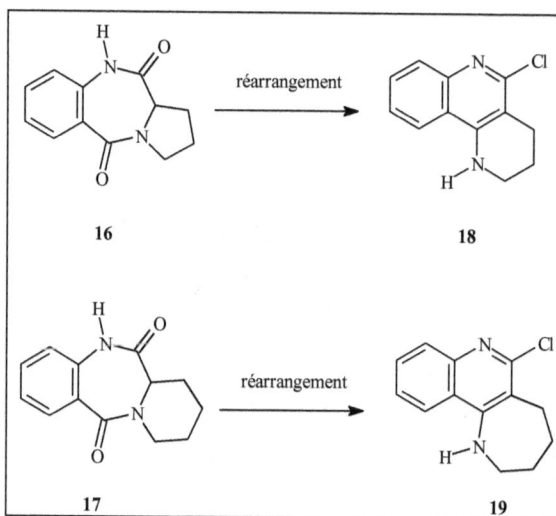

L'originalité de ces nouvelles structures outre leur mode d'obtention réside dans leur caractère dissymétrique en n'étant pas totalement aromatique à l'image du squelette de la tacrine[54,55] et de ses homologues inhibiteurs des acétylcholinestérases, actuellement seule thérapeutique reconnue dans la maladie d'Alzheimer (Schéma 7).

Schéma 7

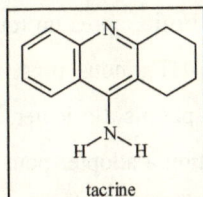

tacrine

Nous pouvons rappeler que la structure de la pyrrolobenzodiazépine **16** est le squelette de base de la famille des antibiotiques antitumoraux du type de l'anthramycine[56,57] (Schéma 8).

Schéma 8

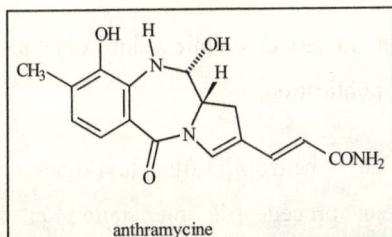

anthramycine

En série tétracyclique, nous étudierons le réarrangement de la pyrrolonaphtodiazépine **20** et de la perhydroindolobenzodiazépine **21** (Schéma 9).

Schéma 9

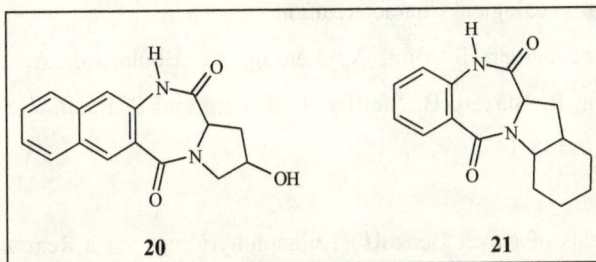

20   **21**

L'étude de la fonctionnalisation des nouveaux systèmes réarrangés fera l'objet d'une deuxième partie. Enfin, après un rappel sur la pharmacologie des récepteurs 5-HT$_4$, 5-HT$_6$ et 5-HT$_7$, nous présenterons les premiers résultats pharmacologiques qui nous ont permis d'orienter, tout au long de ces travaux de recherche, la pharmacomodulation à adopter pour nos différentes têtes de série. Cette pharmacomodulation a été possible grâce à l'atelier de binding ATBI qui fournit une aide appréciable en tant que banque de donnée informatisée sur toutes les molécules synthétisées.

Les résultats des tests *in-vivo* réalisés par M. Boulouard et *in-vitro* réalisés par A. Dumuis (CNRS, Montpellier) sur les meilleures têtes de série seront présentés.

L'ensemble de ces travaux de chimie a fait l'objet à ce jour d'un dépôt de brevet ainsi que de six publications :

"Imino-éthers de benzo[*h*][1,6]naphtyridines et d'azépino[3,2-*c*]quinoléines, leur procédé de préparation et leur application en thérapeutique".
A. Hinschberger, S. Rault, F. Dauphin, M. Boulouard, A. Dumuis, Brevet france, dépôt le 14 avril **2000**, n° 0004811.

"New Benzo[*h*][1,6]naphthyridine and Azepino[3,2-*c*]quinoleine Derivatives as Selective Antagonists of 5-HT$_4$ Receptors : Binding Profile and Pharmacological Characterization".
A. Hinschberger, S. Butt, V. Lelong, M. Boulouard, A. Dumuis, F. Dauphin, R. Bureau, B. Pfeiffer, P. Renard and S. Rault, *J. Med. Chem.* **2003**, 46, 138-147.

"Synthesis of Novel Benzo[*h*][1,6]naphthyridines via a Rearrangement of Hexahydro-5*H*-pyrrolo[2,1-*c*][1,4]benzodiazepines".

A. Hinschberger, F. Fabis, Jana Sopkova-de Oliveira Santos, and S. Rault. *J. Het. Chem.* **2003**, 40, 255-259.

"Reinvestigation of Rearrangement of Benzodiazepinediones into Quinoleines Under Microwave or Conventional Heating Conditions".
A. Hinschberger, A.C. Gillard, I. Bureau and S. Rault, *Tetrahedron*, **2000**, 56, 1361-1367.

"1,2,3,4,5,6-Hexahydrobenzo[*h*][1,6]naphthyridin-5-ones : 5-HT$_7$ Receptor Affinity".
A. Hinschberger, A.C. Gillard, F. Dauphin and S. Rault, *Pharm. Pharmacol. Commun.* **2000**, 6, 67-71.

"Structure of 6-chloro-5*H*-tetrahydroazepino[3,2-c]quinoleine".
I. Bureau, J. Chardon, A. Leclaire, A. Hinschberger and S. Rault, *Acta Cryst.* **1999**, C55, part 4, IUC 9900022.

"Synthesis of New Cyclopenta[*b*][1,4]benzodiazepines and Dibenzo[*b,f*][1,4]diazepines and Preliminary Pharmacological Evaluation".
A.C. Gillard, F. Fabis, A. Hinschberger, M. Boulouard, S. Jolivet-Fouchet and S. Rault. *Pharmaceutical Sciences*, **1997**, 3, 315-318.

D'autre part, mes travaux de recherche ont fait l'objet de 10 communications par affiches et d'une communication orale.

Communication orale :

GP2A, Septembre 2000, Tours :
A. Hinschberger, F. Dauphin, M. Boulouard et S. Rault. "Synthèse de nouveaux ligands des récepteurs 5-HT$_4$ et premiers résultats pharmacologiques".

Communications par affiches :

Journées Franco-Belges, Mai 2000, Lille :
A. Hinschberger, F. Dauphin, M. Boulouard et S. Rault. "Synthèse et étude pharmacologique de nouveaux ligands des récepteurs 5-HT$_4$ et 5-HT$_7$ en série benzo[h][1,6]naphtyridine et azépino[3,2-c]quinoléine".

GP2A, Septembre 1999, Cardiff :

A. Hinschberger, A.C. Gillard, F. Dauphin et S. Rault. "Synthèse et réactivité de la 1,2,3,4,5,6-hexahydro-benzo[h][1,6]naphtyridin-5-one et de la 1,2,3,4,5,6-hexahydro-7H-azépino[3,2-c]quinoléine".

35èmes Rencontres Internationales de Chimie Thérapeutique, Juillet 1999, Rouen :
A. Hinschberger, A.C. Gillard, F. Dauphin et S. Rault. "Synthèse et étude pharmacologique de nouvelles amidines et iminoéthers en série benzo[h][1,6]naphtyridine et azépino[3,2-c]quinoléine".

Journées Franco-Belges, Mai 1999, Liège :

A. Hinschberger, I. Bureau, A.C. Gillard et S. Rault. "Etude cristallographique de nouveaux dérivés en série benzo[*h*][1,6]naphtyridine, azépino[3,2-*c*]quinoléique, et dibenzo[*b,h*][1,6]naphtyridine".

Journée de l'Ecole Doctorale Normande Chimie-Biologie , Mars 1999, Caen :
A. Hinschberger, S. Lemaître, I. Baglin, F. Dauphin, S. Butt et S. Rault. "Synthèse de nouveaux ligands des récepteurs 5-HT$_6$ et 5-HT$_7$".

6ème Journée Jeunes Chercheurs, Janvier 1999, Paris :
A. Hinschberger, I. Bureau, A.C. Gillard et S. Rault. "Synthèse de nouvelles benzo[*h*][1,6]naphtyridine et azépino[3,2-*c*]quinoléines et analyse cristallographique".

34èmes Rencontres Internationales de Chimie Thérapeutique, Juillet 1998, Nantes :
A. Hinschberger, A.C. Gillard et S. Rault. "Synthèse de nouvelles indanobenzodiazépines".

Congrès combinés de Pharmacochimie (GP2A et JFBPC), Mai 1998, Caen :
A. Hinschberger, F. Dauphin, M. Boulouard, A.C. Gillard et S. Rault. "Synthèse et évaluation pharmacologique de nouvelles Benzodiazépines analogues de la clozapine".

Journée de l'Ecole Doctorale Normande de Chimie Organique (IRCOF), Juin 1997, Rouen :
A. Hinschberger, A.C. Gillard, M. Boulouard et S. Rault. "Synthèse et profil pharmacologique de dérivés originaux de la 5-chloro-

cyclopenta[*b*][1,4]benzodiazépine et de la 6-chloro-tétrahydrodibenzo[*b,f*][1,4]diazépine".

4ème Journée Jeunes Chercheurs, Janvier 1997, Paris :

A. Hinschberger, A.C. Gillard, M. Boulouard et S. Rault. "Synthèse de dérivés originaux en série cyclopenta[*b*][1,4]benzodiazépinique et tétrahydrodibenzo[*b,f*][1,4]diazépinique".

PARTIE CHIMIQUE

NOMENCLATURE

La nomenclature des molécules décrites dans cette thèse est celle recommandée par l'International Union of Pure and Applied Chemistry (IUPAC) et le Beilstein.

Cependant, pour des raisons de représentation graphique pratiques, nous préférerons adopter une représentation homogène, qui nous permet de conserver l'analogie structurale avec les matières premières utilisées.

Les systèmes hétérocycliques

⇒benzo[*h*][1,6]naphtyridine :

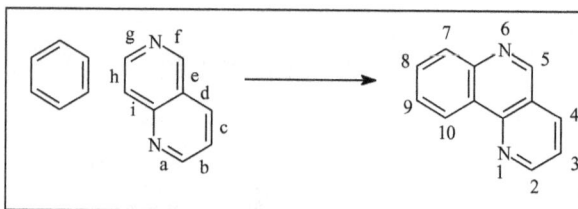

⇒azépino[3,2-*c*]quinoléine :

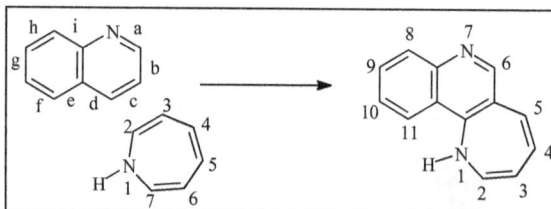

⇒dibenzo[*b*,*h*][1,6]naphtyridine :

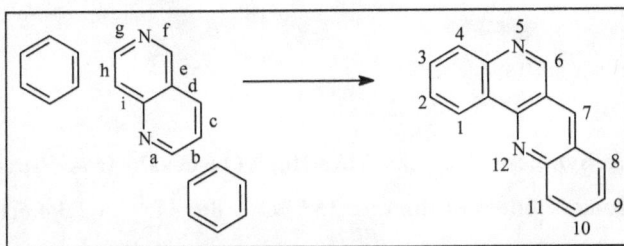

Les dérivés substitués

Le système hétérocyclique de base conservera une numérotation sans accentuation tandis que les substituants successivement introduits posséderont des numérotations en '.

⇒exemples :

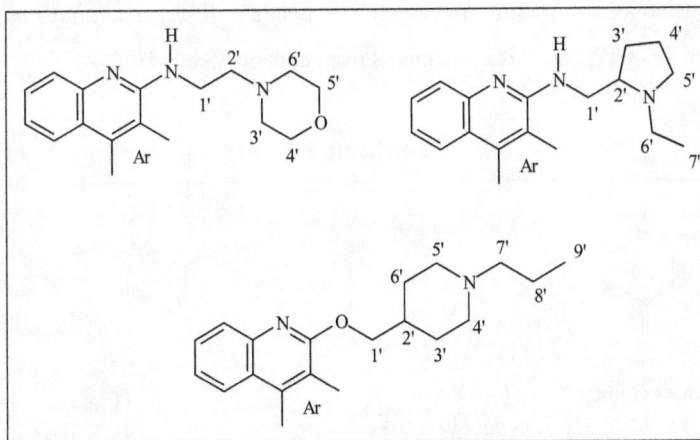

I Réactions de réarrangement des pyrrolobenzodiazépines, pyridobenzodiazépines et indolobenzodiazépines

1. Rappel sur les travaux antérieurs

1. 1. Synthèse de la 1,2,3,10,11,11a-hexahydro-5*H*-pyrrolo[2,1-*c*][1,4]benzodiazépine-5,11-dione 16 et de la 1,2,3,4,6,11,12,12a-octahydropyrido[2,1-*c*][1,4]benzodiazépine-6,12-dione 17

La condensation de l'anhydride isatoïque (réactif commercial) avec la L-proline (amino-acide naturel) fournit la pyrrolo[2,1-*c*][1,4]benzodiazépine 16[58-61] tandis que la condensation de l'anhydride isatoïque avec l'acide D,L-pipécolinique fournit la pyrido[2,1-*c*][1,4]benzodiazépine 17[62]. Dans les deux cas, la réaction a lieu au reflux du DMF (Schéma 10) :

Soit par chauffage classique pendant 2 heures pour obtenir les produits 16 et 17 avec des rendements respectifs de 85 et 60%.

Soit sous irradiation micro-ondes[63] pendant 40 minutes pour obtenir les produits 16 et 17 avec des rendements respectifs de 88 et 65%.

Schéma 10

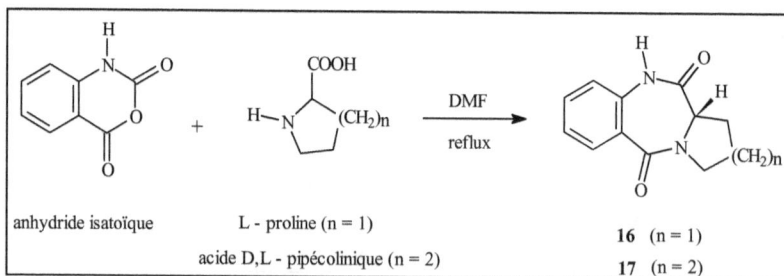

anhydride isatoïque   L - proline (n = 1)

acide D,L - pipécolinique (n = 2)

16 (n = 1)

17 (n = 2)

1.2. Synthèse des chloropyrrolo[2,1-*c*][1,4]benzodiazépines 22, 24 et des chloro pyrido[2,1-*c*][1,4]benzodiazépine 23, 25

La condensation de l'anhydride 6-chloroisatoïque et de l'anhydride 7-chloroisatoïque avec la L-proline ou l'acide D,L-pipécolinique fournit dans les mêmes conditions que précédemment les chlorobenzodiazépinediones **22-25** avec un rendement moyen de 65% (Schéma 11).

Schéma 11

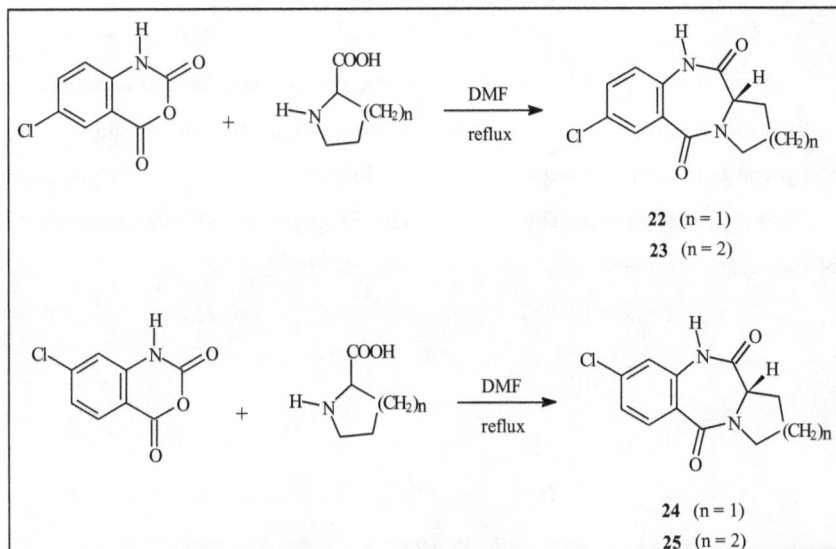

22 (n = 1)
23 (n = 2)

24 (n = 1)
25 (n = 2)

Rappelons que la synthèse des anhydrides chloroisatoïques non commerciaux s'effectue par la réaction de cyclisation des acides chloroanthraniliques correspondants avec le phosgène en solution dans le toluène[64] et le dioxane (Schéma 12).

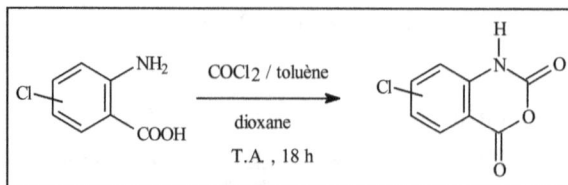

1.3. Synthèse de la 2-hydroxy-1,2,3,10,11,11a-hexahydro-5H-pyrrolo[2,1-c][1,4]benzodiazépine-5,11-dione 26 et de la 12,13-dihydro-7H-perhydroindolo[2,1-c][1,4]benzodiazépine-7,13-dione 21

Sur le même modèle que les réactions précédentes, la condensation de l'anhydride isatoïque avec la *trans*-4-hydroxy-L-proline ou l'acide *trans*-perhydroindole-2-carboxylique fournit respectivement l'hydroxypyrrolobenzodiazépine 26[65-67] ou la perhydroindolobenzodiazépine 21[68] avec un rendement moyen de 70% (Schéma 13).

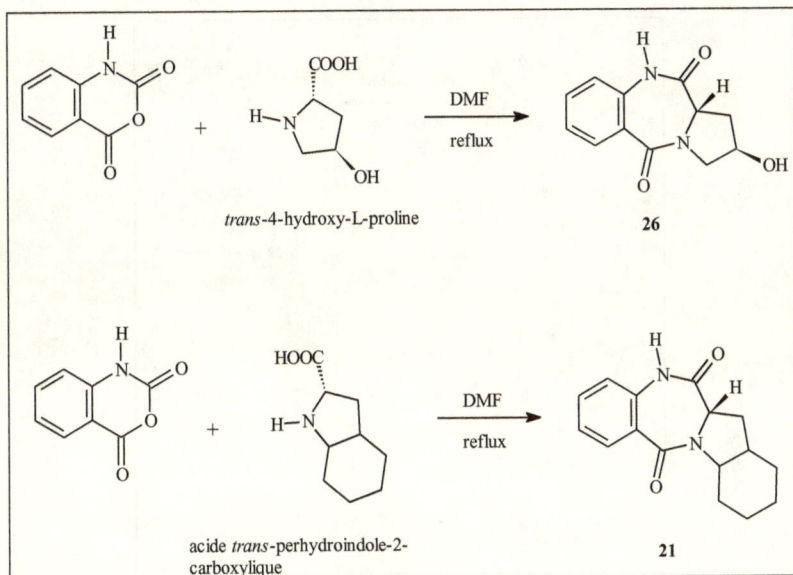

Schéma 13

1.4. Réarrangement des benzodiazépinediones

1.4.1 Etude du réarrangement des pyrrolo, pyrido et perhydroindolo[2,1-*c*][1,4]benzodiazépines

Gillard a montré que les pyrrolo, pyrido et perhydroindolo[2,1-*c*][1,4]benzodiazépines pouvaient se réarranger dans des conditions drastiques au reflux de l'oxychlorure de phosphore en présence d'une quantité catalytique de pyridine sous irradiation micro-ondes[69-71], pour fournir de nouveaux dérivés tricycliques. Les données alors à sa disposition (micro-analyse, IR, RMN ^{1}H, RMN ^{13}C, spectrométrie de masse) l'avaient conduit à proposer comme produit de réarrangement les tétrahydrocyclopenta[*b*][1,4]benzodiazépines **27-29**, les tétrahydrodibenzo[*b,f*][1,4]diazépines **30-32** et l'octahydroindano[1,2-*b*][1,4]benzodiazépine **33** (Schéma 14).

33

Schéma 14

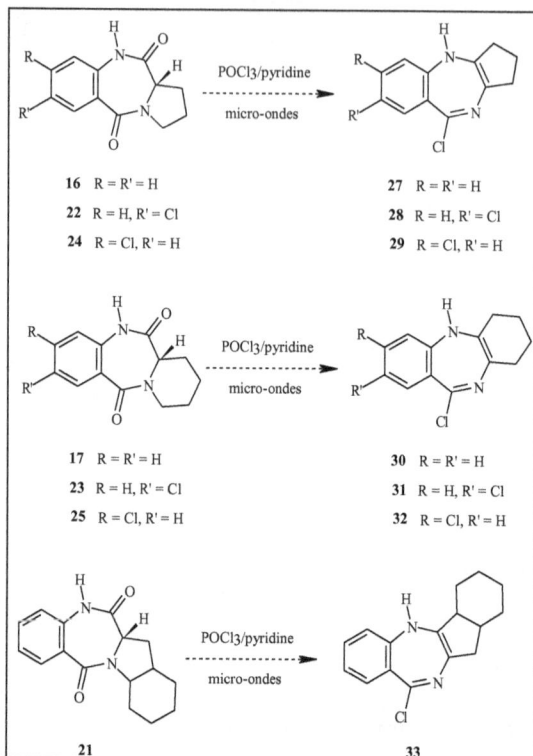

16 R = R' = H

22 R = H, R' = Cl

24 R = Cl, R' = H

27 R = R' = H

28 R = H, R' = Cl

29 R = Cl, R' = H

17 R = R' = H

23 R = H, R' = Cl

25 R = Cl, R' = H

30 R = R' = H

31 R = H, R' = Cl

32 R = Cl, R' = H

21

33

Nous verrons plus loin qu'à la lecture de données cristallographiques aux rayons X, nous avons dû réviser ces structures.

1.4.2.   Réarrangement   de   l'hexahydro-5*H*-pyrrolo[2,1-*c*][1,4]benzodiazépine-2,5,11-trione **34**

La pyrrolobenzodiazépinetrione **34** est obtenue par l'oxydation de la 2-hydroxy-pyrrolobenzodiazépine **26** en solution dans l'acétone, au moyen d'anhydride chromique en présence d'acide phosphorique[72-73]. La réactivité de la cétone **34** avait été étudiée par l'équipe de Thurston[65] qui avait montré que l'on obtenait dans le POCl₃ à 80-90°C le composé **35** (Schéma 15).

Gillard a montré que le réarrangement de la cétone **34** survient au reflux du POCl₃ (106-109°C)[70]. Les données alors à sa disposition l'ont conduit à proposer comme structure réarrangée la dichloropyrrolobenzodiazépine **36**.

Schéma 15

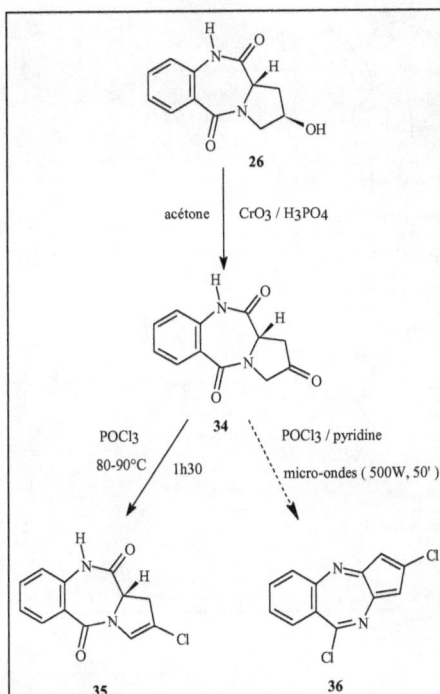

2. Réexamen des produits issus du réarrangement.

2.1. Données cristallographiques

L'analyse par diffraction aux rayons X sur les cristaux des dérivés **18** et **19** réfute les anciennes structures benzodiazépiniques au profit d'un squelette quinoléique de ces molécules. Ainsi, le dérivé **18** est la 5-chloro-1,2,3,4-

tétrahydrobenzo[*h*][1,6]naphtyridine et le dérivé **19** est la 6-chloro-2,3,4,5-tétrahydro-1*H*-azépino[3,2-*c*]quinoléine[74] (Schémas 16 et 17).

Schéma 16

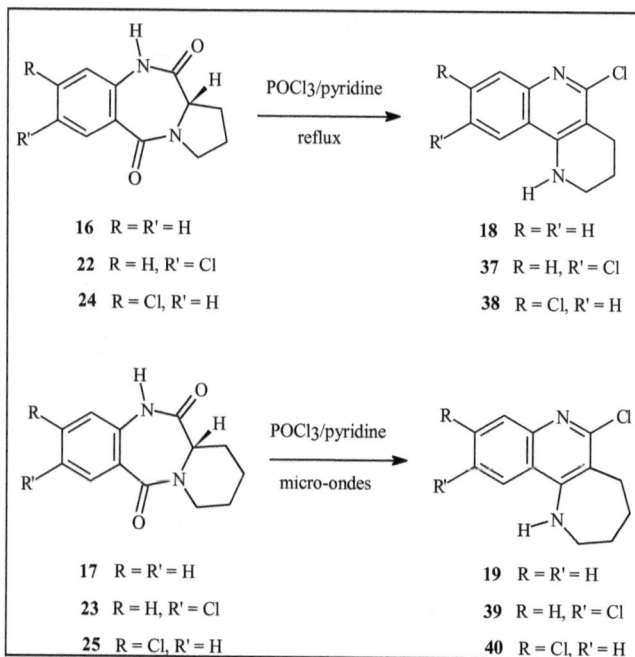

16 R = R' = H	**18** R = R' = H
22 R = H, R' = Cl	**37** R = H, R' = Cl
24 R = Cl, R' = H	**38** R = Cl, R' = H

17 R = R' = H	**19** R = R' = H
23 R = H, R' = Cl	**39** R = H, R' = Cl
25 R = Cl, R' = H	**40** R = Cl, R' = H

Schéma 17 : structure ORTEP des chloroimidates **18** et **19**

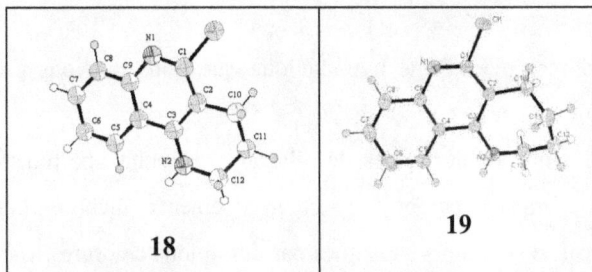

18

19

Ces nouvelles structures expliquent en partie le manque de réactivité observé sur l'azote pipéridinique pour le dérivé **18** ou l'azote azépinique du dérivé **19** vis-à-vis des réactions d'alkylation avec des halogénures d'alkyles. En effet, il existe un équilibre tautomérique qu'on rencontre également dans les 4-aminoquinoléines[75] (Schéma 18).

Schéma 18

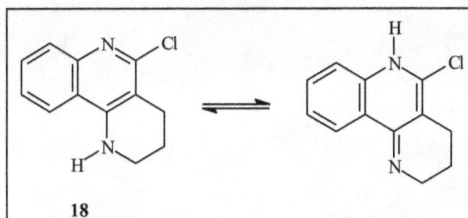

18

Le bilan de la réaction de réarrangement suppose la rupture de la liaison C_{11a}-N_4 de la pyrrolo[2,1-*c*][1,4]benzodiazépine **16** suivie d'une recyclisation en position 5. Ce réarrangement s'accompagne de la mise en place d'une fonction chloroimidate en position N_{10}-C_{11} de la nouvelle benzonaphtyridine.

2.2. Mécanisme du réarrangement

Le premier mécanisme hypothétique que nous pouvons proposer est le suivant (voie longue)[77] :

- Dans un premier temps, le dilactame **16** subit une transformation des groupements carbonyles en groupements dichlorophosphates. Ces derniers sont alors substitués par des anions chlorures. L'étape suivante est une déprotonation qui est probablement facilitée par la pyridine avec formation d'une insaturation supplémentaire. Le système subit alors la rupture de la liaison C_{11a}-N_4 suivie d'une recyclisation en position C_{11a} par le basculement de la double liaison C_5. Le départ d'un cation Cl^+ dans la dernière étape entraîne la formation du dérivé **18** après passage par une forme mésomère intermédiaire. Le bilan global de cette transposition se traduit par une oxydation, le dérivé réarrangé **18** possédant un carbone sp_2 de plus que le dilactame de départ **16** (Schéma 19).

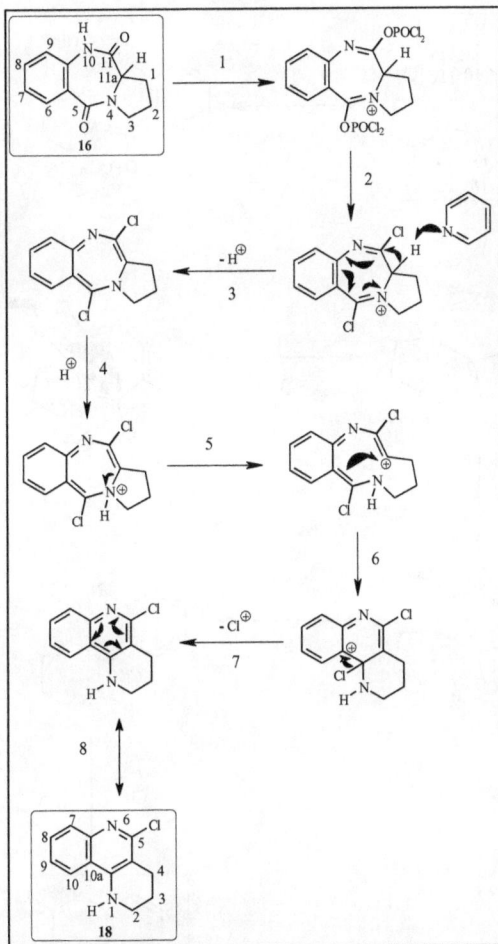

Le deuxième mécanisme possible (voie courte) reprend l'étape de déprotonation conduisant à un aziridinium instable. Ce système subit la rupture de la liaison N_4-C_{11a} avec basculement du doublet sur l'atome d'azote N_4. Le départ du cation Cl^+ stabilise le carbocation C_{11a}, conduisant à la forme finale correspondant au chloroimidate **18** (Schéma 20).

Schéma 20

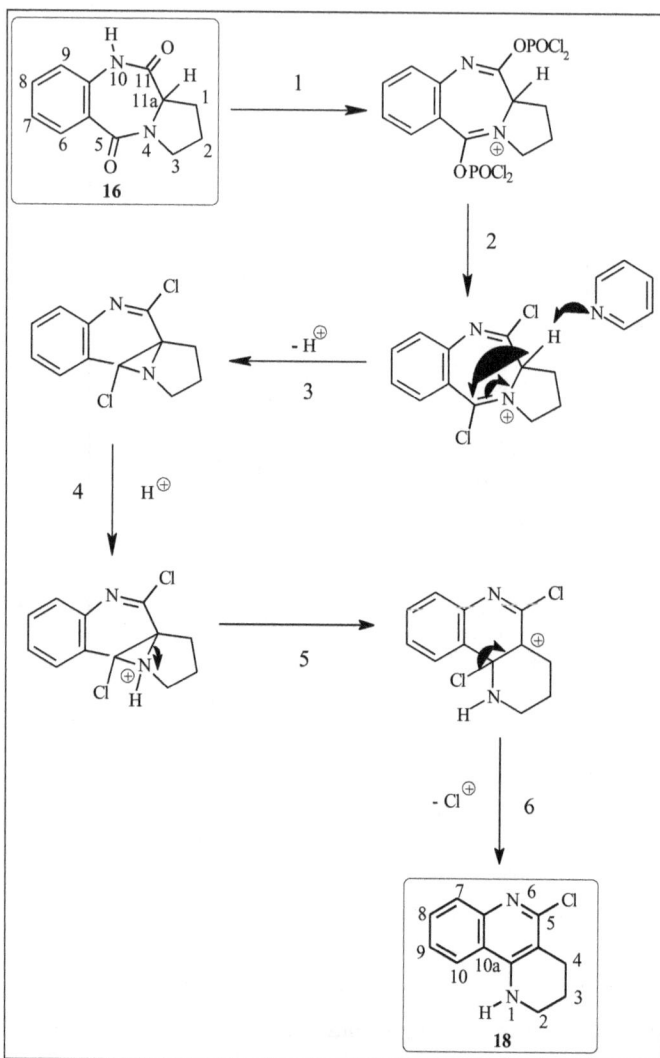

2.3. Optimisation des conditions du réarrangement

Nous avons repris les travaux de Gillard qui a démontré d'une part que le POCl₃ bouillant est une condition nécessaire au réarrangement et que d'autre part celui-ci peut être produit soit par chauffage classique soit sous irradiation micro-ondes[70] (Schéma 21).

Schéma 21

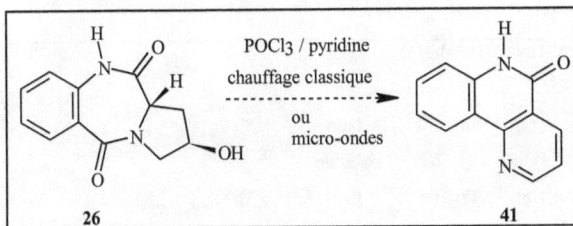

Compte tenu des résultats concernant l'hydroxypyrrolobenzodiazépine **26**, nous avons réétudié en détail les conditions expérimentales concernant le réarrangement du dilactame **16**. Pour cela, nous avons fait varier plusieurs paramètres tels que la quantité de matière première, le volume de POCl$_3$, la quantité de pyridine, la température, les conditions de chauffage et la durée de la réaction. Les résultats sont présentés dans les tableaux 1 et 2[76].

Tableau 1 : conditions expérimentales (comparaison entre le chauffage classique et le chauffage micro-ondes avec ou sans pyridine)

Dilactame 16	POCL₃/ pyridine	Température (°C)	conditions de chauffage	durée	% relatif de produit réarrangé*	% relatif de produit initial	Rendement global de produit réarrangé 18
10g	100ml/1ml	106-109	bain d'huile	1h	61	39	
10g	100ml/1ml	106-109	bain d'huile	2h	77	23	
10g	100ml/1ml	106-109	bain d'huile	3h	85	15	
10g	100ml/1ml	106-109	bain d'huile	4h	95	5	
10g	100ml/1ml	106-109	bain d'huile	5h	100	-	43% (4,3g)
10g	100ml/1ml	106-109	micro-ondes	30min	77	23	
10g	100ml/1ml	106-109	micro-ondes	1h	88	12	
10g	100ml/1ml	106-109	micro-ondes	1h45	100	-	43% (4,3g)
10g	100ml	106-109	bain d'huile	1h	46	54	
10g	100ml	106-109	bain d'huile	2h	65	35	
10g	100ml	106-109	bain d'huile	3h	82	18	
10g	100ml	106-109	bain d'huile	4h	89	11	
10g	100ml	106-109	bain d'huile	5h	94	6	
10g	100ml	106-109	bain d'huile	6h40	100	-	44% (4,4g)
10g	100ml	106-109	micro-ondes	30min	53	47	

10g	100ml	106-109	micro-ondes	1h	69	31	
10g	100ml	106-109	micro-ondes	1h30	86	14	
10g	100ml	106-109	micro-ondes	2h	94	6	
10g	100ml	106-109	micro-ondes	2h30	96	4	
10g	100ml	106-109	micro-ondes	2h45	100	-	41% (4,2g)

* Un échantillon du mélange réactionnel ($\approx$ 1ml) est immédiatement neutralisé avec de la glace. Ensuite, le résidu est traité comme il est décrit dans la partie expérimentale. Les pourcentages relatifs de produit réarrangé et de produit initial sont déduits de l'analyse des spectres RMN et aussi par chromatographie en phase gazeuse.

Ces résultats indiquent clairement que le réarrangement peut être réalisé dans des conditions de chauffage classique mais avec une vitesse significativement moindre de la réaction. Ainsi, en partant de 10 g de dilactame **16** et de 23 équivalents (100 ml) de POCl$_3$, le chloroimidate **18** est obtenu avec un rendement optimal de 43% sous irradiation micro-ondes (puissance réglée vers 600-700W) en présence de 0,3 équivalents de pyridine (1ml) en 1 heure 45 minutes. La même réaction réalisée par chauffage classique est réalisée au bout de 5 heures.

Remarquons également que cette réaction de réarrangement peut être réalisée sans pyridine. Le chloroimidate **18** est obtenu sous irradiation micro-ondes en 2 heures 45 minutes avec un rendement de 41%. Par chauffage classique, ce dernier est obtenu en 6 heures 40 minutes avec un rendement de 44%.

En conclusion, la pyridine n'est pas indispensable au réarrangement, cependant elle joue un rôle dans la vitesse de la réaction et elle n'affecte pas les rendements du produit obtenu. Tous ces résultats expérimentaux ont été suivis par analyse RMN à différents moments de la réaction et également par chromatographie en phase gazeuse sur colonne de silice VA-5 (long = 30m, $\emptyset$ int = 32mm, $\emptyset$ particules = 25μm).

Les courbes de la cinétique de la réaction sont représentées sur la figure 1 à partir des résultats expérimentaux issus du tableau 1.

Figure 1

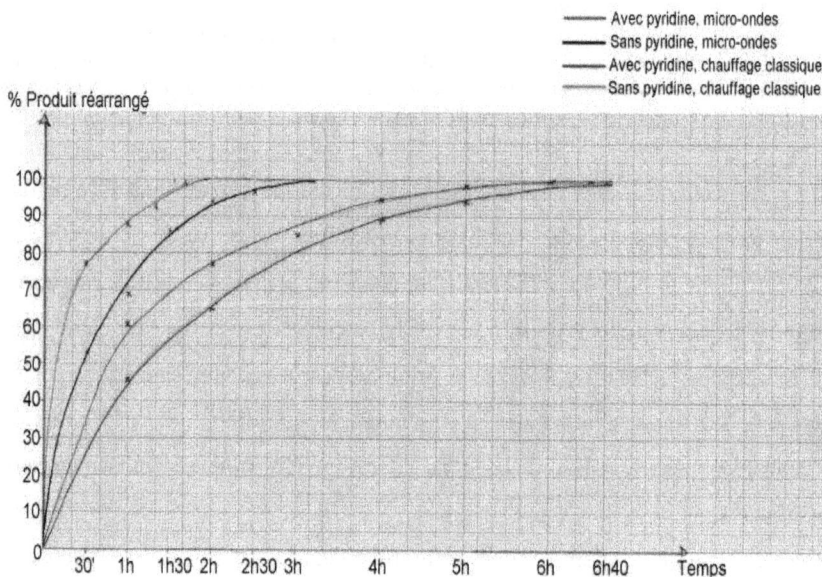

Le tableau 2 représente l'effet de la variation de la quantité de $POCl_3$ sur le rendement de la réaction réalisée sous irradiation micro-ondes et l'influence éventuelle d'un cosolvant.

Tableau 2

Réactif	quantité (équiv / à la matière première)	cosolvant	temps de chauffage	rendement global (%)
POCl$_3$	28	-	50min	27
POCl$_3$	17	-	50min	15
POCl$_3$	17	-	1h20	22
POCl$_3$	25	-	1h20	35
POCl$_3$	23	-	1h30	39
POCl$_3$	5	ODC*	15min	4
POCl$_3$	5	chlorobenzène	10min	-
POCl$_3$	5	dioxane	1h10	3
POCl$_3$	11	dioxane	1h20	30

*ODC : orthodichlorobenzène

On peut tirer plusieurs conclusions de ce tableau :

- Comme pour le tableau 1, le rendement s'améliore avec l'augmentation de la durée de la réaction.

- Un fort excès d'oxychlorure de phosphore est nécessaire à la réaction, le meilleur rendement étant obtenu en présence de 23 équivalents de POCl$_3$ pour 1 heure 30 minutes de réaction. Le POCl$_3$ sert donc à la fois de réactif et de solvant.

- Afin de minimiser les risques liés à l'utilisation d'un important volume de POCl$_3$ (100ml pour 10g de dilactame), tout en essayant d'obtenir un rendement équivalent dans des conditions plus douces, nous nous sommes orientés vers la recherche d'un cosolvant. Parmi les solvants utilisés lors de cette étude, le dioxane semble être le plus intéressant car il solubilise le sel formé aussi bien que le POCl$_3$. Cependant, le rendement maximal obtenu ne dépasse pas 30% pour 11 équivalents de POCl$_3$. Nous remarquons que l'utilisation d'une quantité minimale de POCl$_3$ (5 équivalents) conduit au chloroimidate **18** avec un très faible rendement. L'utilisation d'autres solvants comme l'orthodichlorobenzène ou le chlorobenzène n'est guerre plus satisfaisante, ces derniers n'assurant pas la solubilisation du produit formé et ne permettant pas l'obtention de bons rendements.

- Nous n'avons pas fait varier la puissance d'application micro-ondes, et toujours travaillé entre 600 et 700 Watts : puissance nécessaire pour obtenir un reflux énergique de POCl$_3$ (les travaux préliminaires de Gillard ayant montré que cette condition était nécessaire pour produire le réarrangement dans un volume de l'ordre de 100 ml de POCl$_3$).

3. Synthèse de la 6-chlorooctahydrodibenzo[*b,h*][1,6]naphtyridine **42** et de la 3,5-dichlorobenzo[*h*][1,6]naphtyridine **43**

Nous avons pu déduire la structure des produits réarrangés par extrapolation à partir des dérivés **18** et **19** précédemment obtenus.

Ainsi, le réarrangement de la perhydroindolobenzodiazépine **21** fournit la 6-chloro-octahydrodibenzo[*b,h*][1,6]naphtyridine **42** au reflux du POCl$_3$ en présence d'une quantité catalytique de pyridine sous irradiation micro-ondes avec un rendement de 39% (Schéma 22).

Schéma 22

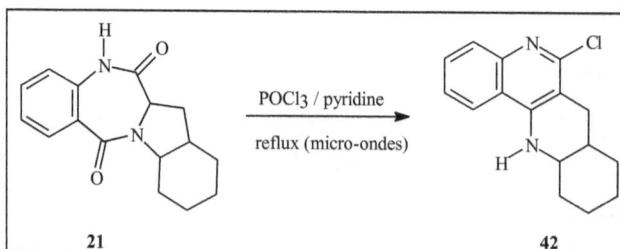

L'action de l'oxychlorure de phosphore sur la cétone **34** conduit à un mélange constitué du produit réarrangé identifié comme étant la 3,5-dichlorobenzo[*h*][1,6]naphtyridine **43** (majoritaire) et d'un produit non réarrangé identifié comme étant la dichloropyrrolobenzodiazépinone **44** (minoritaire). Celle-ci se montre particulièrement réactive[77] puisqu'elle s'hydrolyse facilement après traitement par une solution saturée de soude 2N (pH 11) dans l'acétone en chauffant vers 50°C pendant une dizaine de minutes. Le produit formé **45** n'a pu être isolé qu'après acidification de la solution. Les caractéristiques spectrométriques montrent la présence d'une fonction acide carboxylique ainsi que de deux protons deutérables correspondant à deux NH (Schéma 23). La dichloropyrrolobenzodiazépinone **44** est l'analogue halogéné en position 2 de la pyrrolobenzodiazépinone synthétisée par Fabis[107] qui a montré que ce composé était instable par chauffage en milieu fortement alcalin. La structure du produit obtenu a été proposée comme étant celle d'un acide anthranilique issu de l'hydrolyse de la liaison amide entre le carbonyle et l'azote du pyrrole (Schéma 24).

Schéma 23

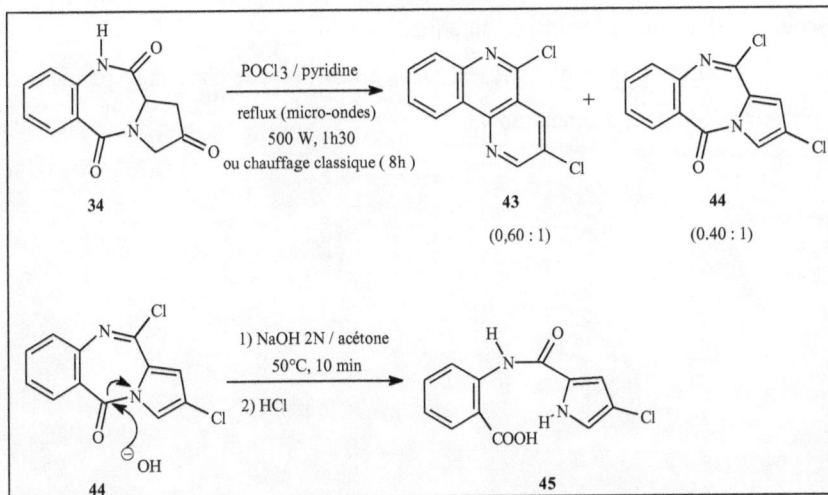

Le réarrangement de la trione **34** peut être réalisée au reflux du POCl$_3$ sans pyridine pendant 8 heures.

Schéma 24

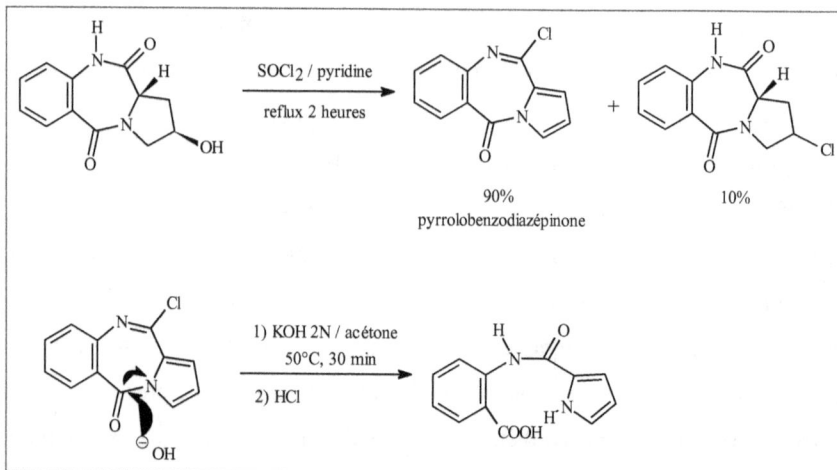

90%
pyrrolobenzodiazépinone

10%

La formation de la dichlorobenzonaphtyridine **43** s'effectue selon le schéma 25 :

- Dans un premier temps, il y a formation du dérivé **35**. Ce chloroalcène subit le même type de réarrangement que celui développé pour le dérivé **18** (Schéma 19), conduisant ainsi à l'intermédiaire **46**.

- Ce dérivé intermédiaire est alors aromatisé par chauffage permettant d'obtenir le composé aromatique **43**.

Schéma 25

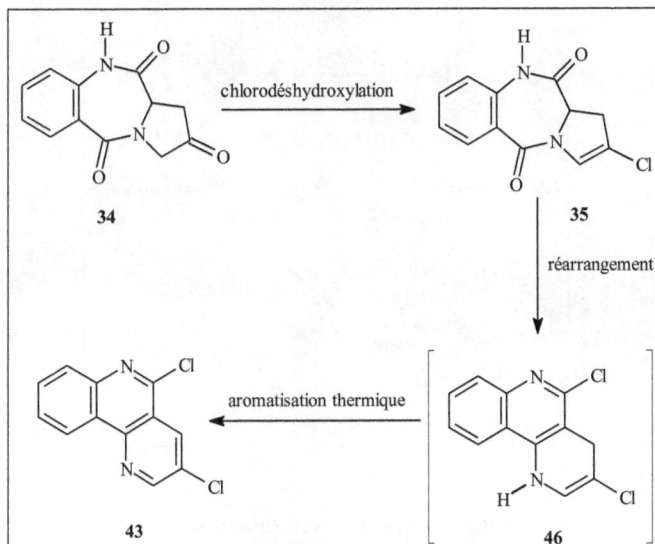

4. Originalité de ces nouvelles structures réarrangées

Il existe dans la littérature des benzonaphtyridines aromatisées dont la structure est analogue à celles que nous avons synthétisées. La première synthèse de la benzo[*h*][1,6]naphtyridine encore appelée 1,6-phénanthroline a été rapportée par l'équipe de Kobayashi en 1969[78], utilisant la réaction de Skraup. Elle consiste en la condensation de la 4-aminoquinoline avec une molécule de glycérol en présence d'un mélange "sulfo-mix" ($H_2SO_4.SO_3$ 20% + nitrobenzène), d'acide borique et de sulfate de fer comme catalyseur[79,80] (Schéma 26). Cette réaction fournit la 1,6-phénanthroline avec un rendement de 73%.

La 1,6-phénanthroline a également été obtenue par une réaction de Wittig entre la 3-formyl-4-aminoquinoline et le bromure de triphénylphosphonium acétaldéhyde[81] (Schéma 26).

Schéma 26

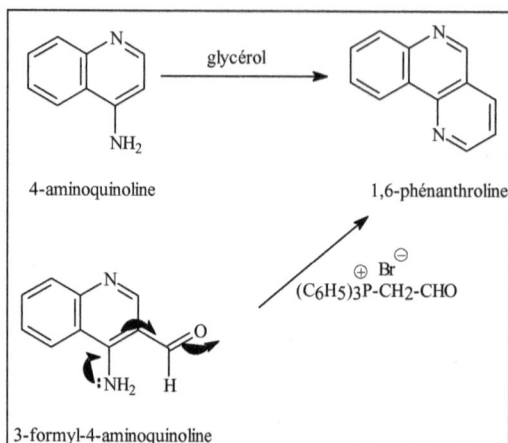

4-aminoquinoline   1,6-phénanthroline

$\oplus$ Br $\ominus$
$(C_6H_5)_3P$-CH$_2$-CHO

3-formyl-4-aminoquinoline

La troisième synthèse d'un dérivé substitué en position 5 par un groupement alkyle de la benzo[*h*][1,6]naphtyridine a été décrite récemment[82]. La méthode est originale car elle utilise un réarrangement thermique de la 1-biaryl-5-morpholinotriazoline qui fournit après élimination d'une molécule d'azote et du groupement morpholine, le dérivé cyclisé. La cyclisation est activée photochimiquement (Schéma 27).

Schéma 27

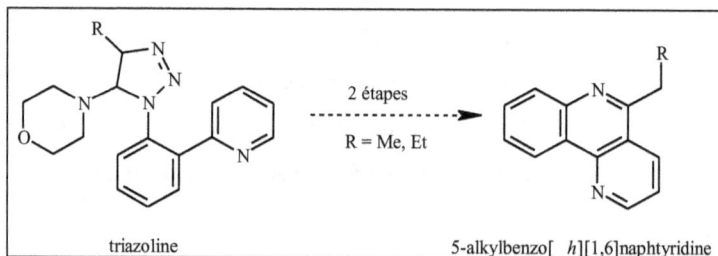

2 étapes
R = Me, Et

triazoline   5-alkylbenzo[*h*][1,6]naphtyridine

Concernant la réactivité de la 1,6-phénanthroline que nous développerons dans une seconde partie, il faut rappeler que des réactions de *N*-oxydation de cette molécule ont été réalisées[78]. Le dérivé 1,6-dioxyde ainsi obtenu fournit après réaction dans l'oxychlorure de phosphore bouillant la 2,5-dichlorobenzo[*h*][1,6]naphtyridine qui est l'isomère de position du chloroimidate **43** que nous avons obtenu (Schéma 28).

Schéma 28

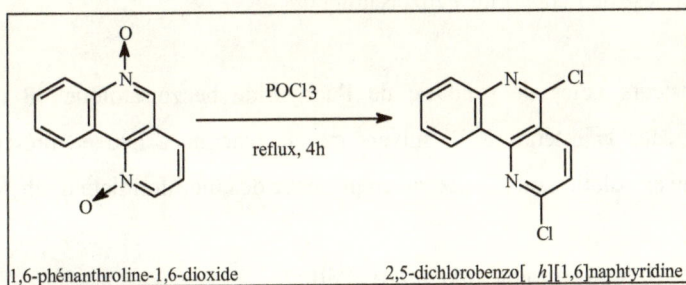

| 1,6-phénanthroline-1,6-dioxide | 2,5-dichlorobenzo[*h*][1,6]naphtyridine |

II Synthèse de la 3,5-dichloronaphto[2,3-*h*][1,6]naphtyridine 52

1. Synthèse de l'acide 3-amino-2-naphtoïque

Bien que ce réactif soit commercial, nous l'avons synthétisé à partir de son précurseur qui est l'acide 3-hydroxy-2-naphtoïque suivant la méthode utilisée par Allen[83] et Taffarel[84]. La substitution du groupement hydroxyle par un groupement NH_2 est réalisée au moyen de l'ammoniaque et d'une quantité catalytique (0,6 équivalent) de chlorure de zinc. La réaction est conduite dans un autoclave en acier inoxydable à 206°C sous pression de 10-12 bars pendant 48 heures. Le rendement en amine **47** est de 43% (Schéma 29).

Schéma 29

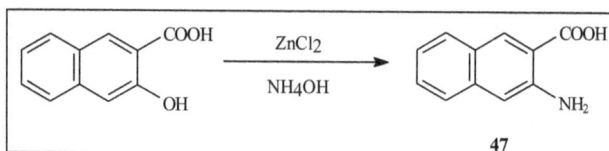

2. Synthèse de l'anhydride benzoisatoïque

Plusieurs voies de synthèse de l'anhydride benzoisatoïque **48** ont été décrites dans la littérature[85-87] suivant que la réaction a lieu en présence de phosgène en solution ou gazeux, ou en présence de chloroformiate d'éthyle[88,89].

2.1. Méthode au chloroformiate d'éthyle

Nous avons synthétisé l'anhydride **48** suivant les deux méthodes, d'abord en utilisant l'action du chloroformiate d'éthyle au reflux, suivie de l'addition de chlorure d'acétyle sur l'acide 3-amino-2-naphtoïque. L'anhydride **48** obtenu avec un rendement de 75% est accompagné d'un sous produit de la réaction correspondant au dérivé non cyclisé **49** minoritaire (Schéma 30).

Schéma 30

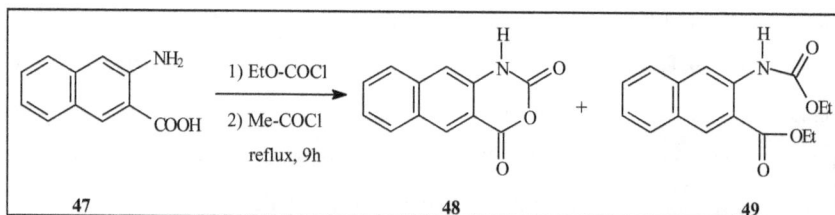

La structure du dérivé **49** est confirmée par la spectrométrie de masse qui indique un pic de poids moléculaire à m/z : 287 g/mol, ainsi que par le spectre de RMN du proton qui montre la présence de deux paires de triplet-quadruplet correspondants aux groupements éthyles. Le NH de la fonction carbamate donne un signal moins déblindé à 10,2 ppm pour le dérivé cyclisé **48**.

La première étape de la réaction avec le chloroformiate d'éthyle consiste en la formation du carbamate par l'attaque de la fonction NH_2 pour former l'intermédiaire **50**. Celui-ci a pu être isolé montrant des caractéristiques structurales avec un pic de masse m/z : 259 g/mol et une seule paire de triplet-quadruplet en RMN du proton, correspondant à un seul groupement éthyle (t ; 1,29 ppm ; q ; 4,20 ppm), ainsi qu'un signal du OH acide situé à 13,9 ppm.

Cet intermédiaire perd ensuite une molécule d'éthanol afin de conduire au dérivé cyclisé **48**. Cette deuxième étape est facilitée par l'emploi du chlorure d'acétyle[85,90] qui réduit significativement la durée de la réaction (9 heures au lieu de 24 heures) (Schéma 31).

Schéma 31

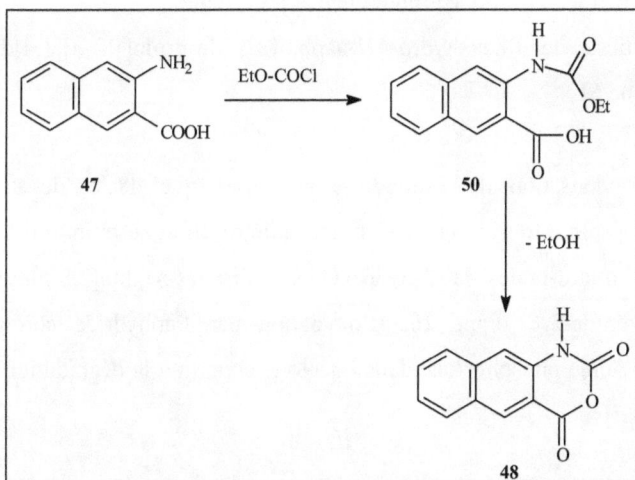

2.2. Méthode au phosgène

L'action d'une solution de phosgène à 20% dans le toluène sur l'acide 3-amino-2-naphtoïque en solution dans le dioxane fournit l'anhydride **48** après 17 heures de réaction à température ambiante avec un rendement de 82% (Schéma 32).

Schéma 32

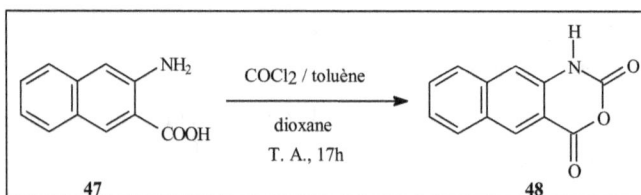

Cette méthode est donc préférable à la précédente.

3. Synthèse de l'hexahydro-5*H*-naphto[2,3-*e*]pyrrolo[1,2-*a*][1,4]diazépine-2,5,13-trione **51**

La condensation de l'anhydride benzoisatoïque **48** et de la *trans*-4-hydroxy-L-proline fournit après 45 minutes de réaction au reflux du DMF sous irradiation micro-ondes la 2-hydroxyhexahydro-5*H*-naphto[2,3-*e*]pyrrolo[1,2-*a*][1,4]diazépine-5,13-dione **20**. L'oxydation par l'anhydride chromique en présence d'acide phosphorique dans l'acétone conduit à la dégradation totale du produit d'arrivée.

Nous avons employé une méthode d'oxydation plus douce utilisant le diméthylsulfoxyde comme agent oxydant. Cette méthode est décrite pour l'oxydation de la testostérone et des hormones stéroïdiennes en général[91]. Cette réaction est catalysée en milieu acide et est connue sous le nom de réaction de Moffatt (Schéma 33).

Schéma 33

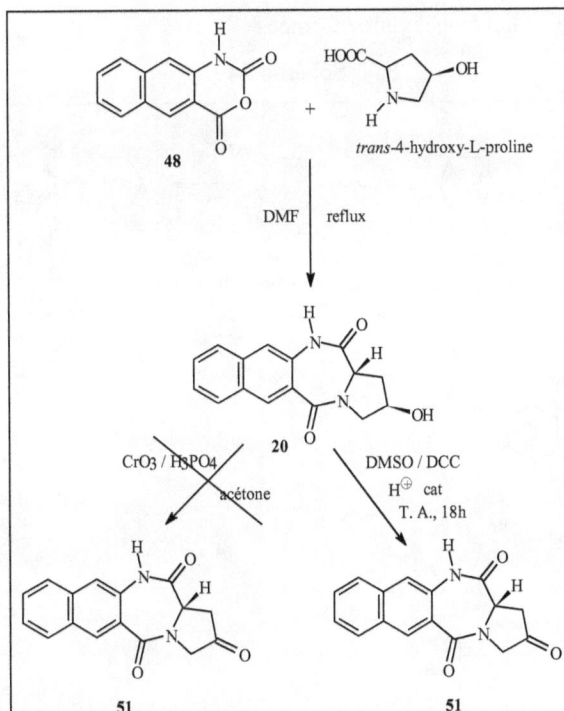

3.1. Mécanisme de l'oxydation

Le dicyclohexylcarbodiimide (DCC) active le DMSO selon le mécanisme proposé par Moffatt [91,92] (Schéma 34) :

Dans une première étape, le DMSO réagit avec le DCC pour former un intermédiaire sulfoxonium qui possède alors un groupement partant de type urée, ce qui permet à l'alcool **20** d'attaquer l'atome de soufre. La formation de la dicyclohexylurée (DCU) génère un sel de sulfoxonium qui par déprotonation intramoléculaire facilitée par une base telle que la pyridine, génère l'ylure de soufre. Cet ylure est stabilisé par les orbitales d du soufre. Le carbanion arrache le proton adjacent à l'atome d'oxygène pour conduire au dérivé oxydé final **51** et au diméthylsulfure.

L'inconvénient de cette méthode d'oxydation est la difficulté de se débarrasser de la dicyclohexylurée formée.

Schéma 34

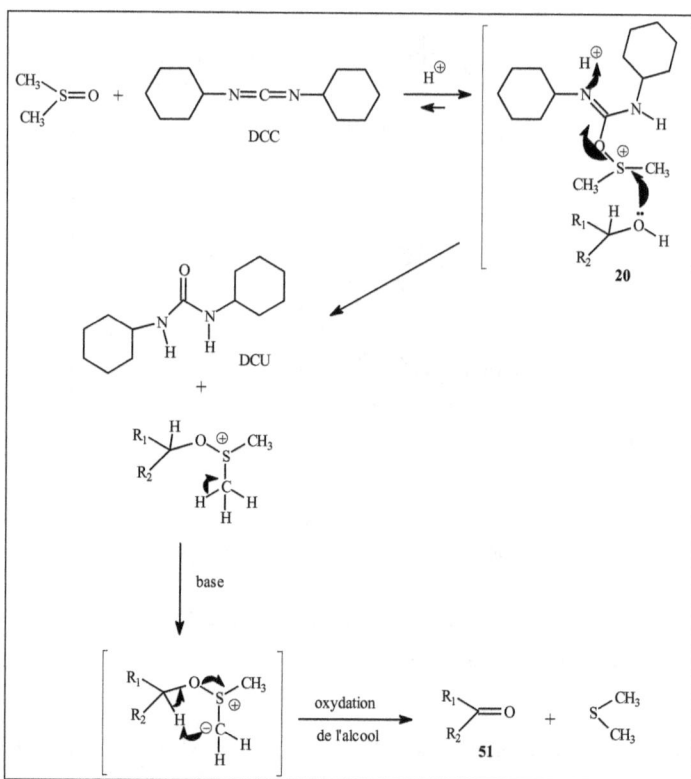

4. Réarrangement de la naphtopyrrolodiazépinetrione **51**

Lorsque la cétone **51** est soumise au reflux du POCl$_3$ en présence d'une quantité catalytique de pyridine pendant 1 heure 20 sous irradiation micro-ondes, nous obtenons un mélange du chloroimidate **52** qui est une 3,5-dichloronaphto[2,3-*h*][1,6]naphtyridine et de la dichloronaphtopyrrolodiazépinone **53**. Le pic de l'ion moléculaire en spectrométrie de masse correspondant au dérivé **52** est à m/z : 299, et celui du dérivé **53** est à m/z : 315. Le traitement du mélange par une solution de soude 2N dans l'acétone à 50°C conduit à l'ouverture du dérivé non réarrangé mais ne permet pas d'isoler le chloroimidate **52** puisqu'on le retrouve dégradé (Schéma 35).

Schéma 35

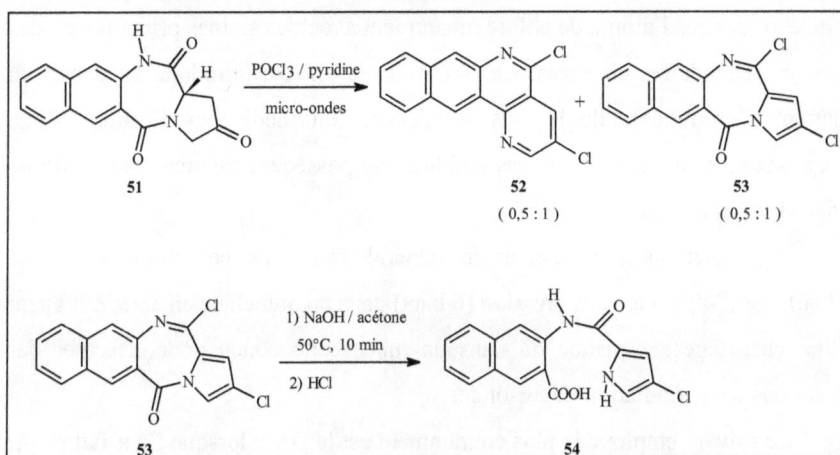

Les caractéristiques spectrométriques en RMN du proton pour le dérivé **54** montrent deux signaux correspondant aux deux NH lactamique et pyrrolique situés respectivement à 11,9 et 12,1 ppm.

III Réactions de substitutions nucléophiles de la fonction chloroimine

1. Synthèse de dérivés originaux en série 5-chloro-1,2,3,4-tétrahydro-benzo[*h*][1,6]naphtyridine **18** et 6-chloro-2,3,4,5-tétrahydro-1*H*-azépino[3,2-*c*]quinoléine **19**

1.1. Synthèse d'amidines

L'affinité vis-à-vis des récepteurs 5-HT$_6$ et 5-HT$_7$ démontrée pour de nombreuses molécules tricycliques avec des chaînes latérales amino-carbonées nous a amené à introduire des substituants aminés sur nos "scaffolds", analogues à ceux rencontrés dans les différentes familles des neuroleptiques et des antidépresseurs.

Les chloroimidates **18** et **19** ont fait l'objet de nombreuses substitutions nucléophiles sur l'atome de chlore notamment avec des amines primaires ou des amines secondaires en excès. Ces substituants ont été introduits au départ en partant d'un modèle de ligands 5-HT$_3$ vers un modèle de ligands 5-HT$_4$. Cependant, nous verrons que ces amidines ne possèdent pas une bonne affinité vis-à-vis des récepteurs 5-HT$_4$.

Ces réactions s'effectuent en général dans des conditions dures de chauffage (240°C) et sous pression (6 bars) dans un autoclave en acier s'il s'agit d'un chauffage sur plaque ou dans un tube scellé conçu pour effectuer des réactions sous irradiation micro-ondes.

Le solvant employé le plus couramment est le DMF lorsque l'ont fait réagir les chloroimidates **18** et **19** avec des amines secondaires. L'emploi du DMF avec les amines primaires conduit le plus souvent à la dégradation du solvant qui génère de la diméthylamine dans le mélange. Celle-ci réagit alors en compétition avec l'amine sur la fonction chloroimine. Les réactions en présence d'amines primaires se font sans solvant ou avec de l'éthanol comme cosolvant.

1.1.1. Synthèse d'amidines secondaires (Schéma 36)

Schéma 36

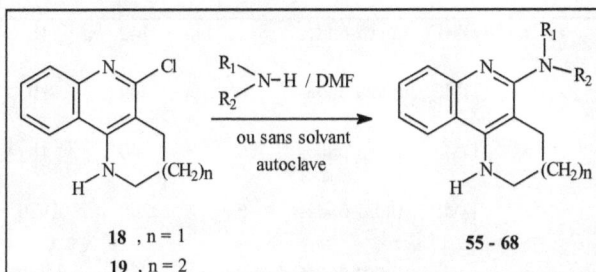

18, n = 1
19, n = 2

55 - 68

Les différentes amines secondaires utilisées sont représentées dans le tableau 3.

Dans le cas où les amines secondaires utilisées sont la 2-méthylpipérazine, la 2-phénylpipérazine ou la pipérazine, la réaction a lieu sous pression atmosphérique à des températures comprises entre 160 et 180°C

Tableau 3

amidine	n	R$_1$,R$_2$	solvant	chauffage	pression (bars)	température (°C)	durée	Rdt (%)
55	1	(morpholine, O)	DMF	micro-ondes	6	240	1h	34
56	2	(morpholine, O)	DMF	micro-ondes	6	240	1h	25
57	1	(pipéridine)	DMF	micro-ondes	6	240	1h	18
58	2	(pipéridine)	DMF	micro-ondes	6	240	1h30	22
59	1	(pyrrolidine)	DMF	micro-ondes	6	250	45min	56
60	2	(pyrrolidine)	DMF	micro-ondes	6	240	1h	31
61	1	N—CH$_3$	DMF	micro-ondes	4	232	35min	68
62	2	N—CH$_3$	DMF	micro-ondes	6	240	1h	40
63	1	(CH$_3$) N—H	-	bain d'huile	1	155	10h	22
64	1	(phényl) N—H	-	bain d'huile	1	160	4h	18
65	2	(phényl) N—H	-	bain d'huile	1	160	5h	20
66	1	(—CH$_2$—C$_6$H$_5$)	DMF	micro-ondes	6	210	30min	12
67	2	(—CH$_2$—C$_6$H$_5$)	DMF	micro-ondes	6	250	50min	11
68	1	N—H	-	bain d'huile	1	180	1h30	21

Il n'a pas été possible d'obtenir l'amidine **68** en faisant réagir la pipérazine dans le DMF comme solvant. En effet, la pipérazine attaque le DMF pour fournir un mélange constitué de la *N*-formylpipérazinobenzonaphtyridine **69** et de la *N,N*-diméthylamino-benzonaphtyridine **70** (Schéma 37).

Schéma 37

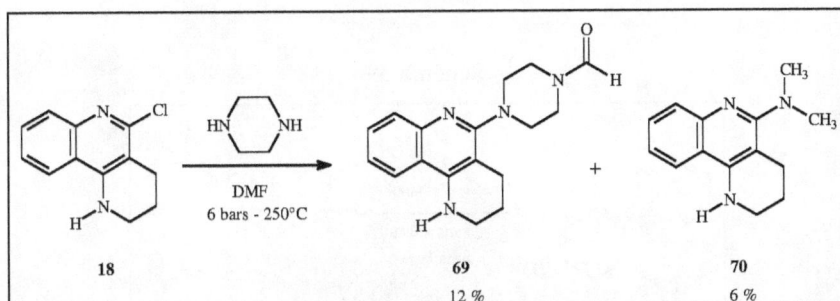

18

69
12 %

70
6 %

1.1.2. Etude cristallographique de l'amidine **67**

Il a été possible d'obtenir des cristaux de la 6-*N*-benzylpipérazino-2,3,4,5-tétrahydro-1*H*-azépino[3,2-*c*]quinoléine **67** dans l'éther. Ceux-ci ont été sélectionnés optiquement, puis testés par la méthode de Weissenberg qui montre une symétrie de Laue de type mmm. Le système cristallin est de type orthorhombique de groupe d'espace Pccn (n°56) avec :

a = 14,687 □ ; b = 17, 695 □ ; c = 15, 974 □ (Schéma 38).

Schéma 38 : structure ORTEP de l'amidine **67**

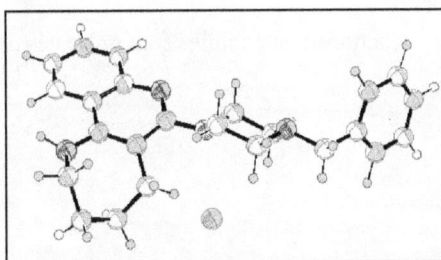

1.1.3. Synthèse d'amidines primaires (Schéma 39)

Schéma 39

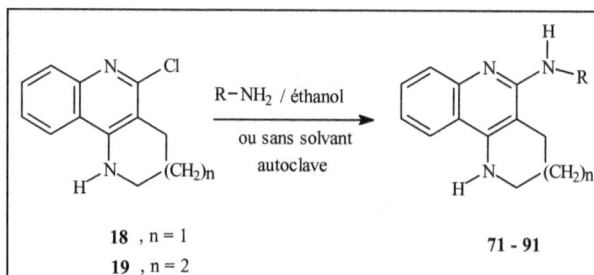

Dans le cas d'un chauffage thermique, le matériel utilisé est un autoclave en acier où la mesure de la pression reste imprécise. C'est pourquoi les indications de pression restent approximatives.

En règle générale, lorsque la réaction est réalisée sans solvant, nous avons des températures moyennes comprises entre 230 et 240°C pour des pressions allant de 5 à 6 bars.

Lorsque la réaction est réalisée dans l'éthanol comme solvant, nous avons des températures moyennes comprises entre 280 et 300°C pour des pressions allant de 20 à 30 bars.

Des exemples de réactions nucléophiles sont présentés dans le tableau 4.

Tableau 4

amidine	n	R	solvant	chauffage	pression (bars)	température (°C)	durée	Rdt (%)
71	1	$-(CH_2)_2-N$ (morpholine)	éthanol	thermique	30	300	2h30	9
72	2	$-(CH_2)_2-N$ (morpholine)	-	micro-ondes	4	220	1h	36
73	1	$-(CH_2)_2-N$ (pipéridine)	-	micro-ondes	6	240	1h	25
74	2	$-(CH_2)_2-N$ (pipéridine)	-	micro-ondes	6	240	1h10	38
75	1	$-(CH_2)_2-N$ (pyrrolidine)	éthanol	thermique	15	260	2h	6
76	2	$-(CH_2)_2-N$ (pyrrolidine)	-	micro-ondes	6	240	1h10	41
77	1	(diéthyl pyrrolidine)	-	micro-ondes	6	240	40min	17
78	2	(diéthyl pyrrolidine)	-	micro-ondes	6	230	1h30	15
79	1	(éthyl pyridine)	-	micro-ondes	6	230	50min	30
80	2	(éthyl pyridine)	-	micro-ondes	5	230	60min	25
81	1	$-(CH_2)_2-N(CH_3)_2$	éthanol	thermique	20	300	2h30	26
82	2	$-(CH_2)_2-N(CH_3)_2$	éthanol	thermique	20	300	2h30	52
83	1	$-(CH_2)_2-N(CH_3)_2$	-	thermique	7	270	2h	47
84	2	$-(CH_2)_2-N(CH_3)_2$	-	thermique	8	270	2h	25
85	1	(cyclopentyle)	DMF	thermique	25	280	3h30	10
86	2	(cyclopentyle)	éthanol	thermique	27	280	2h30	38
87	1	(cyclohexyle)	éthanol	thermique	23	280	3h15	35
88	1	$-(CH_2)_2-OH$	-	micro-ondes	6	240	40min	47
89	2	$-(CH_2)_2-OH$	-	micro-ondes	6	240	40min	20
90	1	$-(CH_2)_4-NH_2$	éthanol	thermique	10	240	1h45	22
91	2	$-(CH_2)_2-NH_2$	éthanol	thermique	15	240	2h30	37

1.1.4. Synthèse de la 1,2,3,4,6,7-hexahydroimidazolo[*a*]benzo[*h*][1,6]naphtyridine 92

L'imidazoline **92** est obtenue selon les deux méthodes suivantes :

- La réaction de substitution nucléophile du chloroimidate **18** en solution dans le DMF par la 2-bromoéthylamine en excès ne conduit pas à la 5-(2-bromo-éthylamino)benzonaphtyridine **93** attendue mais au dérivé cyclisé **92**. La réaction est réalisée classiquement sous application micro-ondes et sous pression (6 bars, 240°C) pendant 45 minutes (Schéma 40).

Schéma 40

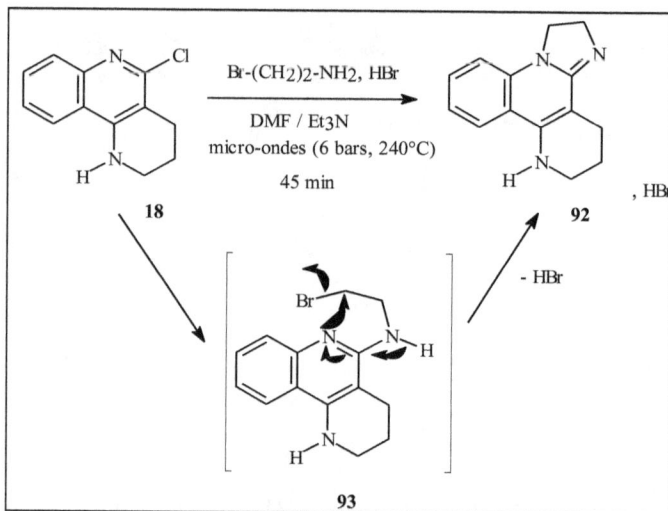

- La réaction de chlorodéshydroxylation de l'alcool **88** par le chlorure de thionyle au reflux du chloroforme pendant deux heures fournit également l'imidazoline **92** (Schéma 41).

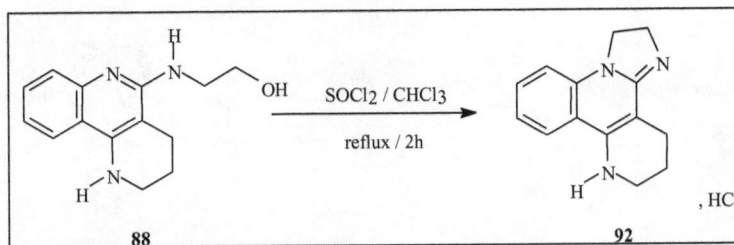

D'autre part, l'imidazoline **92** accompagne la formation des amidines **71** et **88**, provenant de l'instabilité de ces amidines (Schéma 42).

Schéma 42

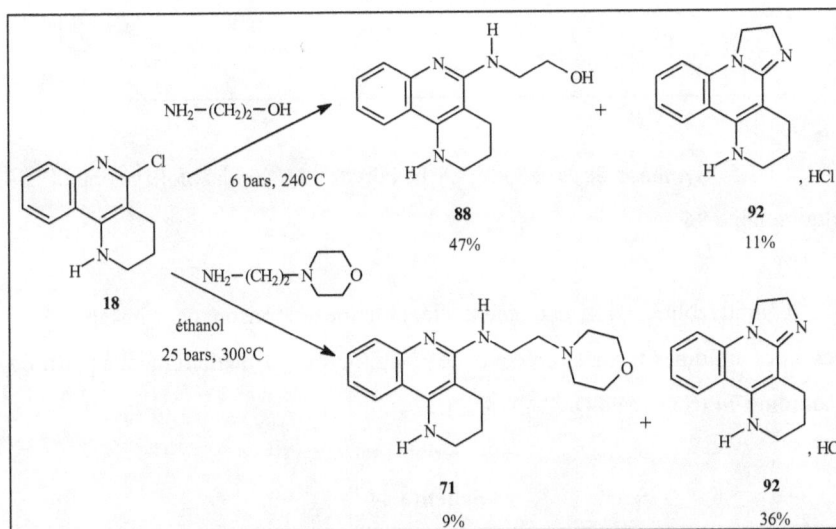

L'hypothèse probable est l'élimination du groupement hydroxyle ou du groupement morpholino issue des conditions drastiques du milieu réactionnel, avec formation d'une liaison éthylénique au sein de la molécule. Cet intermédiaire instable se cycliserait donc par une réaction de type rétro-Michaël suivie d'une addition intramoléculaire de Michaël (Schéma 43).

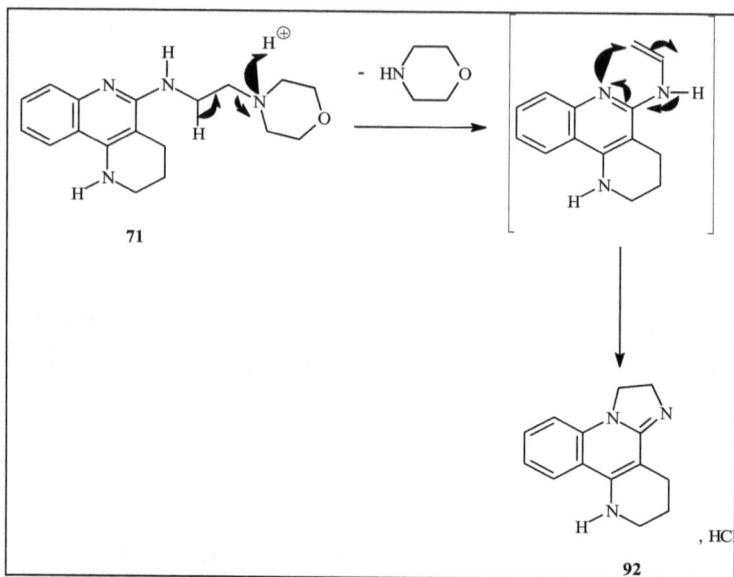

Schéma 43

1.1.5. Synthèse de la 2,3,4,5,7,8-hexahydro-1*H*-imidazolo[*a*]azépino[3,2-*c*]quinoléine **94**

L'imidazoline **94** a également été obtenue en raison de l'instabilité de certaines amidines formées en cours de réaction, tout particulièrement à partir de l'amidine **74** (Schéma 44).

Schéma 44

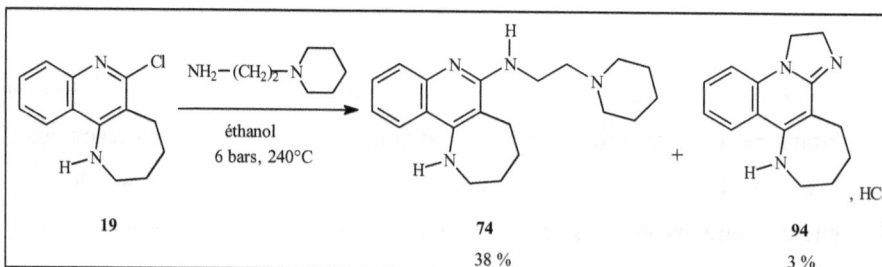

1.1.6. Réactivité des chloroimidates **18** et **19** en présence d'ammoniac gazeux et en solution aqueuse

Gillard[188] a décrit la réactivité du chloroimidate **18** dans l'ammoniaque (28%), sous irradiation micro-ondes. La réaction a été réalisée dans un tube scellé, à une pression de 6 bars et une température de 180°C, le DMF étant utilisé comme solvant. Il obtenait non pas l'amidine **95** mais le lactame **96** (Schéma 45).

Schéma 45

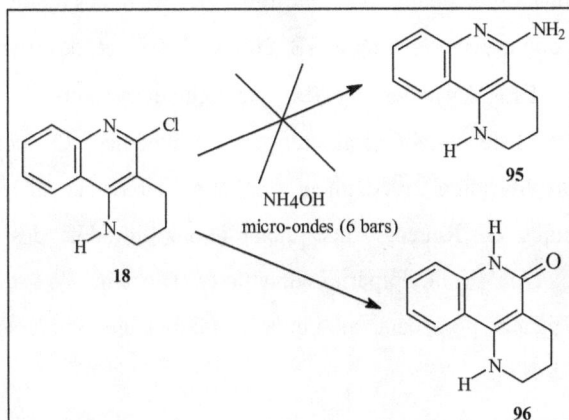

Toutefois, il nous a été possible de réaliser la synthèse des amidines **95** et **97** en menant la réaction dans l'éthanol saturé de vapeurs d'ammoniac à haute température (270°C) et sous pression d'environ 40 bars pendant une trentaine d'heures. Les rendements obtenus pour les deux produits sont aux alentours de 30% (Schéma 46).

Schéma 46

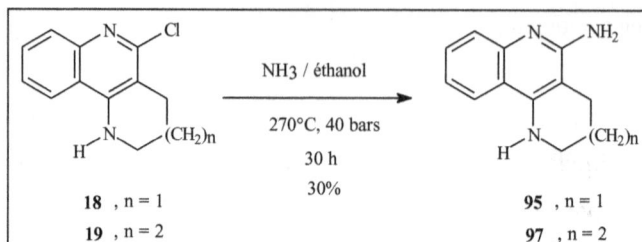

NH3 / éthanol

270°C, 40 bars

30 h

30%

18 , n = 1
19 , n = 2

95 , n = 1
97 , n = 2

1.2. Synthèse d'iminoéthers : nouveaux ligands des récepteurs 5-HT$_4$

Nous avons fonctionnalisé nos "scaffolds" en partant des modèles connus de la littérature comme par exemple SB 204 070 [93,95] et des molécules déjà synthétisées au CERMN telles que les pyrrolothiénopyrazines **A** et **B** (pKi ≈ 9)[53]. A cette liste, vient s'ajouter un iminoéther **C** dérivé de la benzo[c][2,7]naphtyridine[96] récemment synthétisé par Duvet du laboratoire de chimie organique de Rouen. Ainsi, nous avons introduit des substituants analogues du type *N*-alkylpipéridinylméthoxy (Schéma 47) dans l'espoir d'obtenir des ligands possédant une bonne affinité et une bonne sélectivité sur les récepteurs 5-HT$_4$.

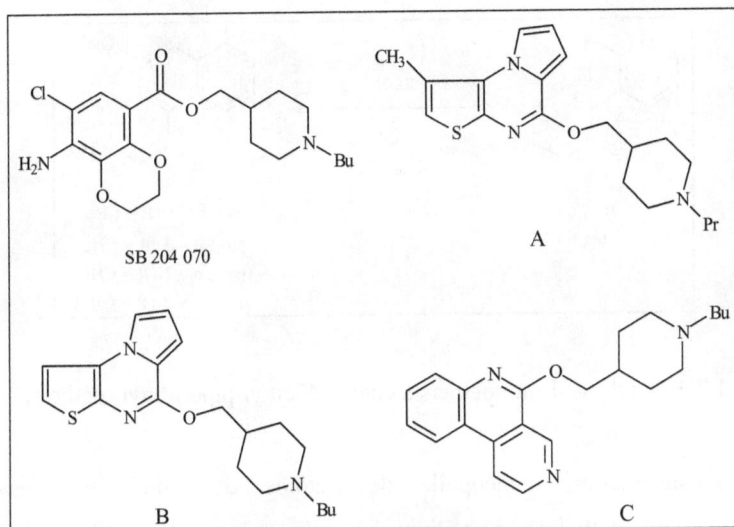

Schéma 47 : ligands 5-HT$_4$

1.2.1. Obtention des méthyliminoéthers **98**, **99** et éthyliminoéthers **100** et **101**

Nous avons repris et étendu les travaux de Gillard qui a entièrement décrit la synthèse des imino-éthers **98** et **100** à partir du chloroimidate **18**. Nous obtenons des résultats similaires de substitutions par les alcoolates (méthylate et éthylate de sodium) sur le chloroimidate **19**. Le composé **19** en solution dans le DMF mis en contact avec 3,5 équivalents d'alcoolate de sodium fournit après trois heures de chauffage au reflux, les dérivés **99** et **101** avec de bons rendements (75%).

Le méthylate et l'éthylate de sodium se montrent bien meilleurs nucléophiles que les amines secondaires (Schéma 48).

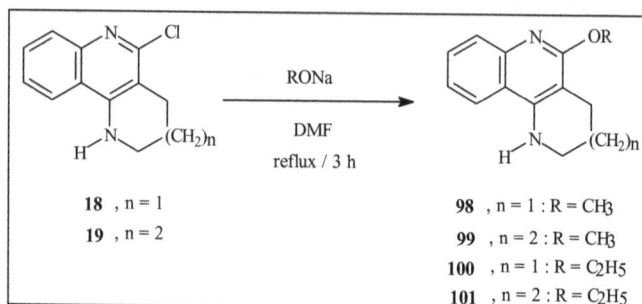

1.2.2. Synthèse d'iminoéthers à chaîne *N*-alkyl-pipéridinyl-méthoxy

La substitution nucléophile de l'atome de chlore par les *N*-alkylpipéridinylméthylates de sodium des chloroimidates **18** et **19** est difficile. Tout d'abord, les alcools sont connus et décrits dans la littérature[94,95] ou peuvent être obtenus par des procédés connus. Ainsi, les 4-hydroxyméthyl-*N*-alkylpipéridines sont synthétisées par *N*-alkylation du 4-pipéridine-carboxylate d'éthyle puis réduction de la fonction ester en fonction alcool avec l'hydrure d'aluminium et de lithium (Schéma 49).

Schéma 49

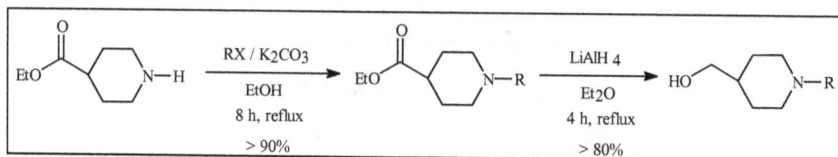

La formation de l'alcoolate est réalisée par réaction de l'alcool avec l'hydrure de sodium en excès dans un solvant (toluène ou DMF anhydre) à 80°C pendant 1 heure sous atmosphère inerte. Après addition du chloroimidate **18** ou **19**, la substitution est réalisée dans un autoclave en acier (4-6 bars, 230-240°C) pendant 1 heure 30 (Schéma 50 et tableau 5).

Schéma 50

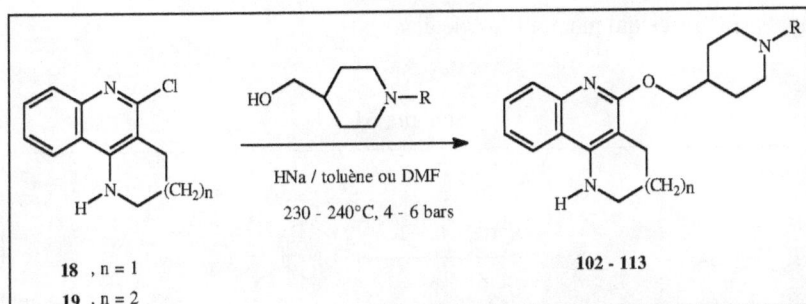

| 18 , n = 1 |
| 19 , n = 2 |

HNa / toluène ou DMF
230 - 240°C, 4 - 6 bars

102 - 113

Tableau 5

amidine	n	R	solvant	pression (bars)	température (°C)	durée	Rdt (%)
102	1	H	toluène	4	230	1h30	26
103	1	-CH$_2$-CH=CH$_2$	toluène	4	230	2h	21
104	1	-CH$_2$-C$\square$CH	toluène	4	228	1h10	5
105	1	Me	DMF	6	240	1h30	19
106	1	Et	DMF	6	240	1h30	14
107	2	Et	DMF	6	240	1h30	13
108	1	Pr	DMF	6	240	2h	11
109	2	Pr	DMF	6	240	1h30	4
110	1	Bu	DMF	6	230	1h15	14
111	2	Bu	DMF	6	240	1h30	6
112	1	Pt	DMF	6	220	1h30	3
113	2	Pt	DMF	6	240	1h30	23

L'iminoéther **104** peut également être obtenu en partant de l'iminoéther **102**. Ainsi, nous avons réalisé l'alkylation de l'iminoéther **102** par le bromure de propargyle en présence de carbonate de potassium au reflux de l'éthanol pendant 24 heures. L'iminoéther **104** est obtenu avec un rendement de 73% (Schéma 51).

D'autre part, nous n'observons aucune réaction de substitution sur l'autre NH naphtyridique, ce qui montre l'inertie de ce NH.

Schéma 51

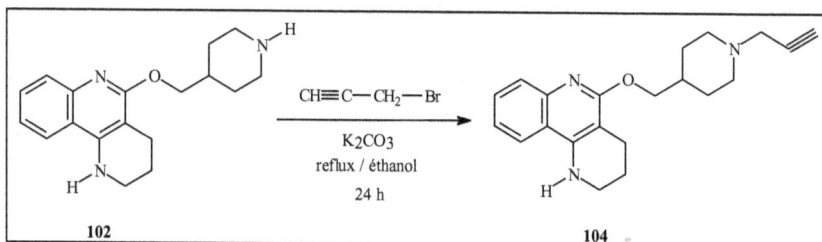

1.2.3. Synthèse de la 5-[(1-phényl-*N,N*-diméthylamino)-éthoxy]tétrahydrobenzo[*h*][1,6]naphtyridine **114**

Nous sommes partis du modèle de la thiénopyrrolizine **D** synthétisée par Baglin[97] qui a montré une bonne affinité sur le récepteur 5-HT$_7$ (-logIC$_{50}$ = 7,12) (Schéma 52).

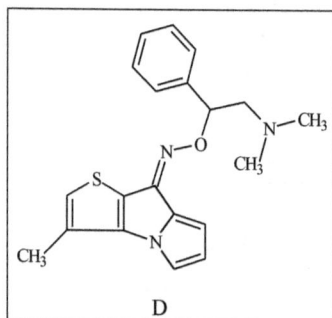

D

Schéma 52

L'iminoéther **114** est synthétisé par réaction du chloroimidate **18** et du *N,N*-diméthylamino-1-phényl-éthanol en présence d'hydrure de sodium dans le DMF (Schéma 53).

Schéma 53

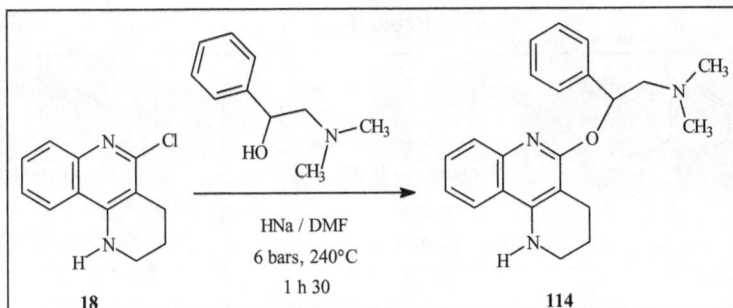

Le *N,N*-diméthylamino-1-phényléthanol est obtenu en deux étapes, d'abord par une réaction de substitution du brome de la 2-bromoacétophénone[98], en utilisant la diméthylamine gazeuse. La *N,N*-diméthylaminoacétophénone obtenue est alors réduite en présence d'hydrure d'aluminium et de lithium (Schéma 54).

Schéma 54

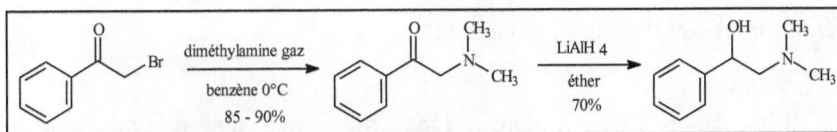

1.3. Synthèse de thioiminoéthers

Nous avons réalisé quelques réactions de substitutions nucléophiles par des aminoalkyl-thiols sur le chloroimidate **18**. Certains de ces composés soufrés possèdent une affinité non sélective vis-à-vis des récepteurs 5-HT$_7$. Ces réactions sont réalisées de la même manière que pour l'obtention des iminoéthers. Ainsi, le thiolate est formé par action de l'hydrure de sodium dans un solvant (toluène ou DMF) vers 80°C pendant 1 heure avant d'additionner le chloroimidate (Schéma 55).

Schéma 55

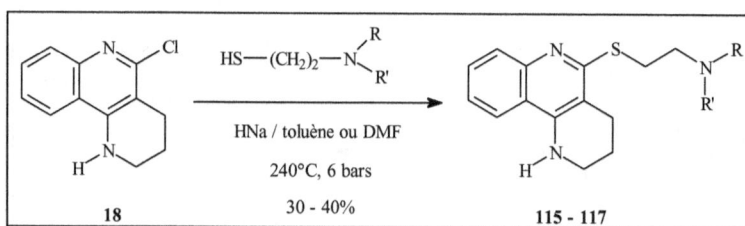

R = R'	H	CH₃	
	115	**116**	**117**

Le thioiminoéther **117** est obtenu par chauffage à la fusion de l'amine **115** et de l'anhydride phtalique, pendant 1 heure.

1.3.1. Oxydation de la 5-*N,N*-diméthylaminoéthylsulfanyl-1,2,3,4-tétrahydrobenzo[*h*][1,6]naphtyridine **116**

L'oxydation du sulfure **116** soit au moyen de l'acide métachloroperbenzoïque[99] à 0°C dans le chloroforme, soit par le métapériodate de sodium[100] en solution aqueuse ne fournit pas le sulfoxyde **118** attendu (Schéma 56).

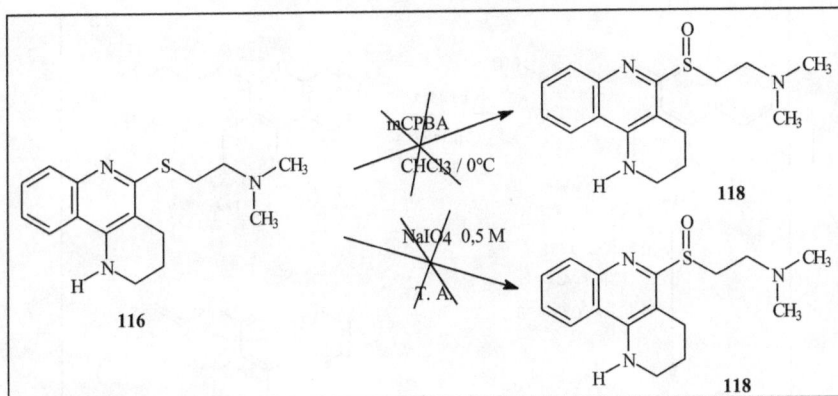

Cependant, dans le cas de l'oxydation par l'acide métachloroperbenzoïque, nous obtenons un dérivé *N*-oxydé **119** [101] accompagné du composé vinylique **120** minoritaire. Ce dernier est obtenu à cause de l'instabilité du dérivé **119** qui subit une élimination de Cope avec perte de la diméthylaminohydroxylamine[102-104].

L'oxydation par le métaperiodate de sodium fournit directement l'alcène **120** avec un rendement de 35%. La transformation du sulfure **116** n'a lieu que si l'on chauffe vers 80-90°C pendant 1h30 (Schéma 57).

Schéma 57

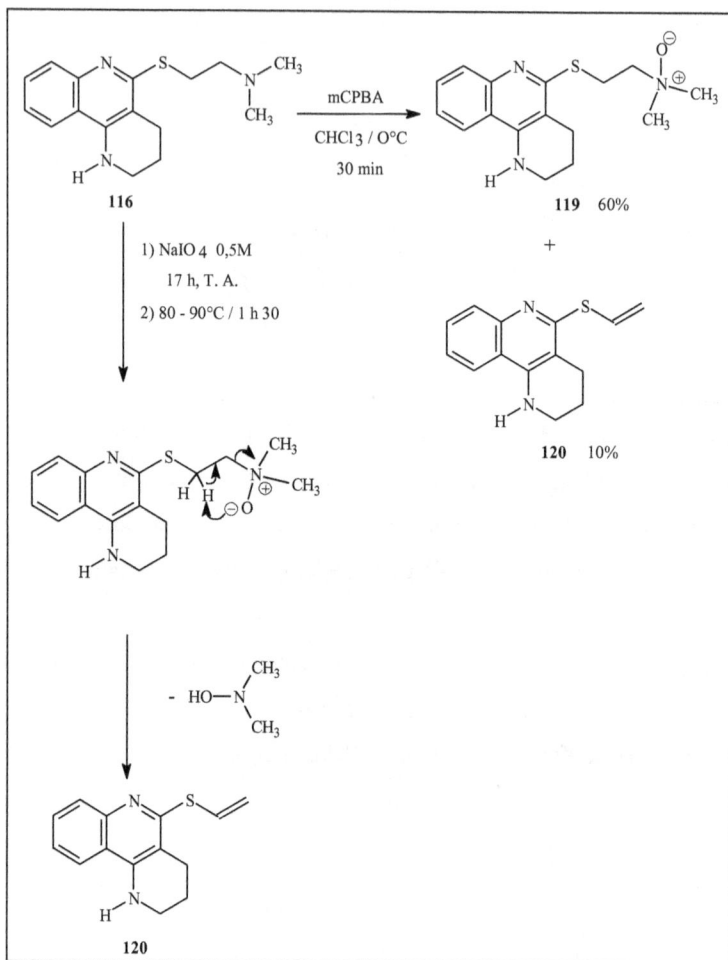

2. Synthèse de dérivés originaux en série 5,9-dichloro-1,2,3,4-tétrahydrobenzo[*h*][1,6]naphtyridine **37** et 6,10-dichloro-2,3,4,5-tétrahydro-1*H*-azépino[3,2-*c*]quinoléine **39**

Les chloroimidates **37** et **39** ont une réactivité analogue à celle des chloroimidates non substitués par un atome de chlore sur le noyau phényle, vis-à-vis des amines et des alcools. La synthèse d'amidines et d'iminoéthers a été réalisée.

2.1. Synthèse d'amidines

Nous avons réalisé la substitution à partir de la morpholinoéthylamine par chauffage micro-ondes dans un tube scellé (Schéma 58).

Schéma 58

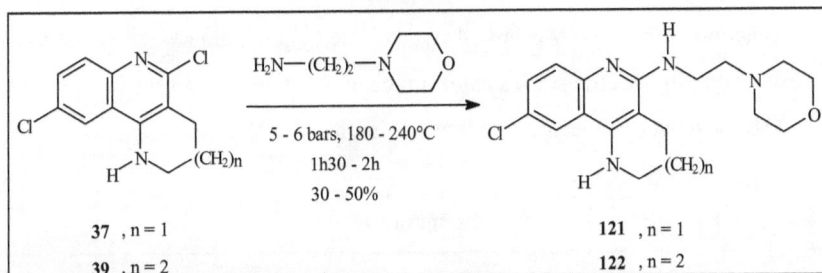

| 37 , n = 1 |
| 39 , n = 2 |

5 - 6 bars, 180 - 240°C
1h30 - 2h
30 - 50%

| 121 , n = 1 |
| 122 , n = 2 |

Notons que l'amidine **121** est accompagné du dérivé cyclisé **123** (Schéma 59).

Schéma 59

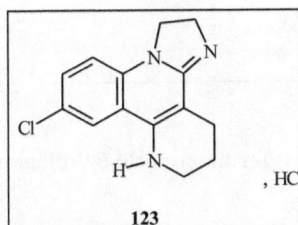

123

La substitution par le 1,4-diaminobutane a été réalisée sous pression de 10-15 bars dans un autoclave posé sur plaque chauffante (Schéma 60).

Schéma 60

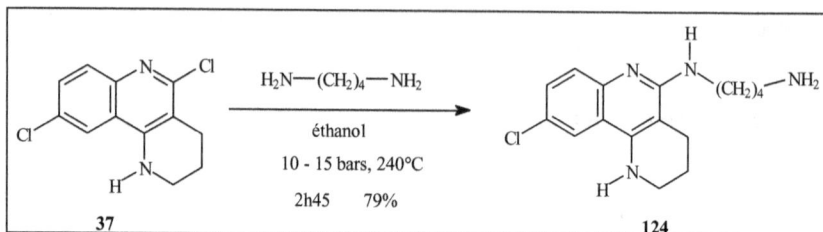

2.2. Synthèse d'iminoéthers

L'action de la *N*-propyl-4-hydroxyméthylpipéridine et *N*-butyl-4-hydroxyméthylpipéridine sur les chloroimidates **37** et **39**, fournit les iminoéthers **125-128** (Schéma 61) avec des rendements faibles (5-10%).

Schéma 61

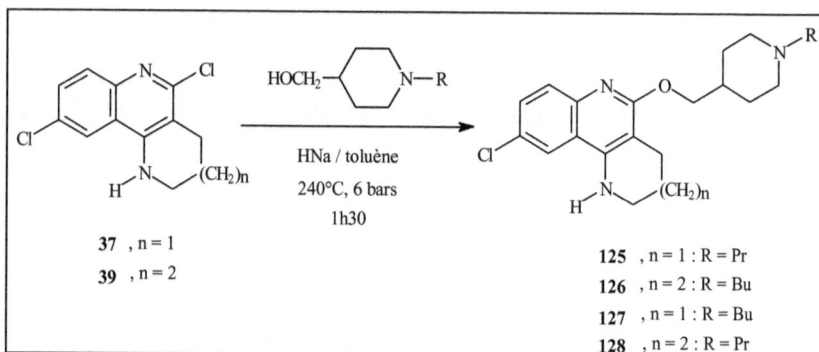

3. Synthèse de dérivés originaux en série 6,9-dichloro-2,3,4,5-tétrahydro-1*H*-azépino[3,2-*c*]quinoléine **40**

Seulement deux dérivés ont été synthétisés : l'amidine **129** et l'iminoéther **130** (Schéma 62).

Schéma 62

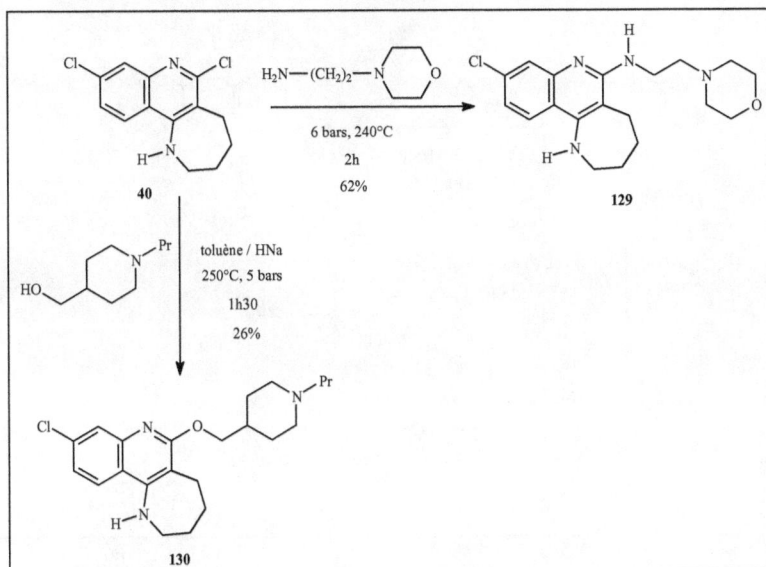

4. Synthèse de nouveaux dérivés de la 3,5-dichlorobenzo[*h*][1,6]naphtyridine 43

Le chloroimidate **43** est plus réactif vis-à-vis d'agents nucléophiles tels que les amines primaires et secondaires et les alcoolates. La réaction de substitution est réalisée sélectivement sur la chloroimine, généralement au simple reflux d'un solvant approprié selon la nature du substituant (Schémas 63 et 64).

Schéma 63 : synthèse d'amidines

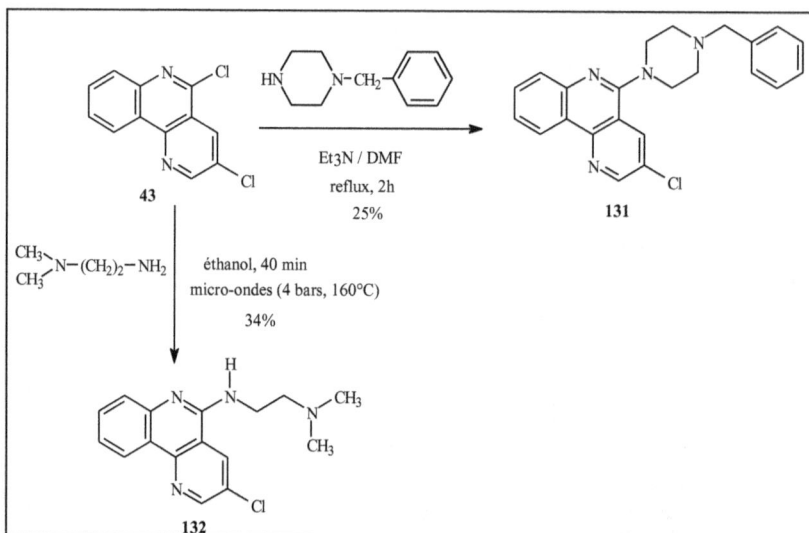

Schéma 64 : synthèse d'iminoéthers

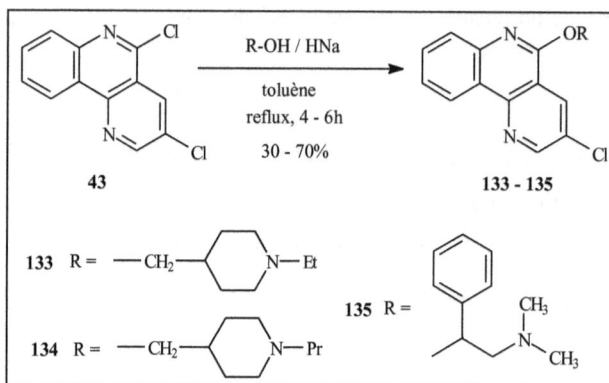

133 R = —CH₂—⬡N—Et

134 R = —CH₂—⬡N—Pr

135 R =

4.3. Analyse cristallographique de l'amidine 132

Nous avons réussi à obtenir des cristaux de l'amidine **132** dans l'éther comme solvant. La diffraction aux rayons X révèle la structure attendue et montre que celle-ci cristallise dans un groupe d'espace Cc (paramètres de la maille : a =23,21□, b = 9,065□, c = 19,04□, β =128,78°) avec deux molécules d'amidine et une molécule d'eau par unité asymétrique. Le facteur R final de la structure est 7,1% pour toutes 2838 réflexions enregistrées (Schéma 65).

Schéma 65 : structure ORTEP de l'amidine **132**

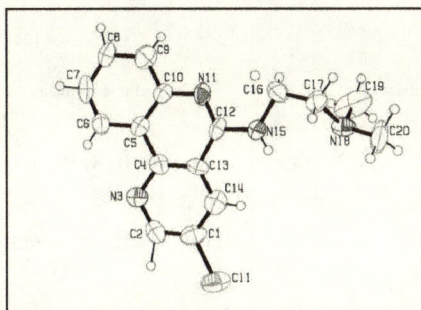

5. Synthèse de dérivés originaux en série 6-chloro-7,7a,8,9,10,11,11a,12-octahydrodibenzo[*b,h*][1,6]naphtyridine **42**

Selon le même protocole utilisé pour l'obtention des amidines et des iminoéthers en série tricyclique et non entièrement aromatique, nous avons synthétisé quelques amidines primaires et secondaires ainsi qu'un représentant de la série des iminoéthers (Schémas 66 et 68).

Schéma 66 : synthèse d'amidines

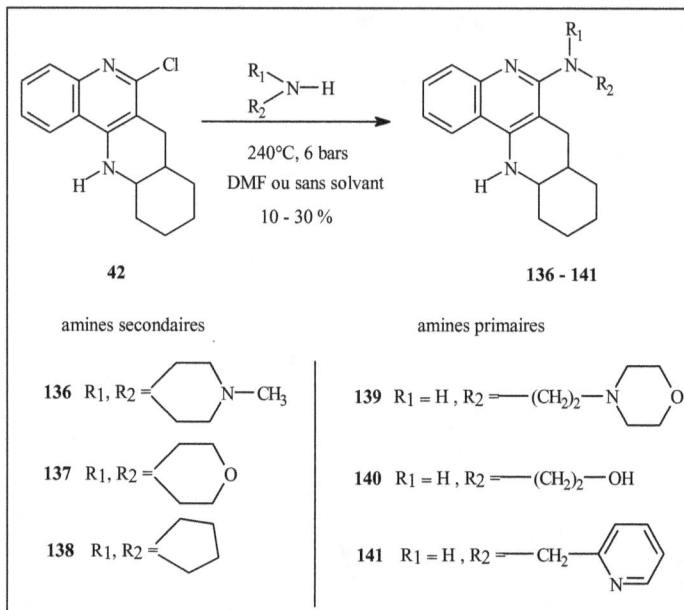

42   136 - 141

amines secondaires   amines primaires

136 R₁, R₂ = [pipéridine]—N—CH₃   **139** R₁ = H , R₂ = —(CH₂)₂—N[morpholine]O

137 R₁, R₂ = [ring]—O   **140** R₁ = H , R₂ = —(CH₂)₂—OH

138 R₁, R₂ = [ring]   **141** R₁ = H , R₂ = —CH₂—[pyridine]

Nous observons la formation secondaire de l'imidazoline **142** lors de la synthèse de l'amidine **139** (Schéma 67).

Schéma 67

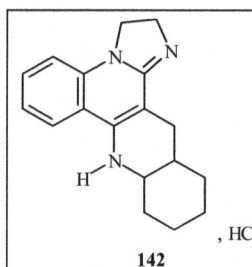

142

, HCl

Schéma 68 : synthèse de l'iminoéther **143**

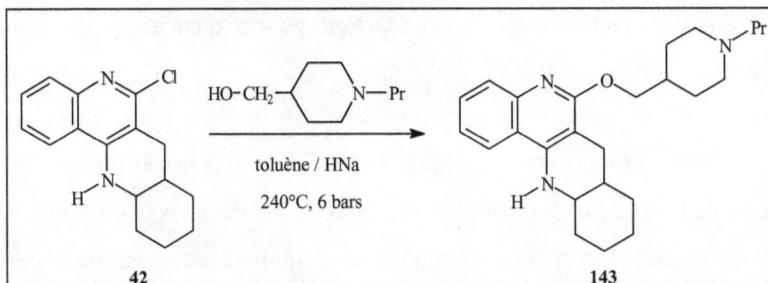

42   143

IV Etude de la réactivité de la 1,2,3,4,5,6-hexahydro-benzo[*h*][1,6]naphtyridin-5-one 96

1. Obtention des lactames 96 et 144

Hoffman a décrit la synthèse des lactames à partir de méthyliminoéthers[105] par action d'iodure de sodium dans l'acide acétique au reflux. L'application de cette méthode aux méthyliminoéthers **98** et **99** et éthyliminoéthers **100** et **101** conduit, après traitement, aux lactames **96** et **144** avec des rendements compris entre 60 et 70% (Schéma 69).

Schéma 69

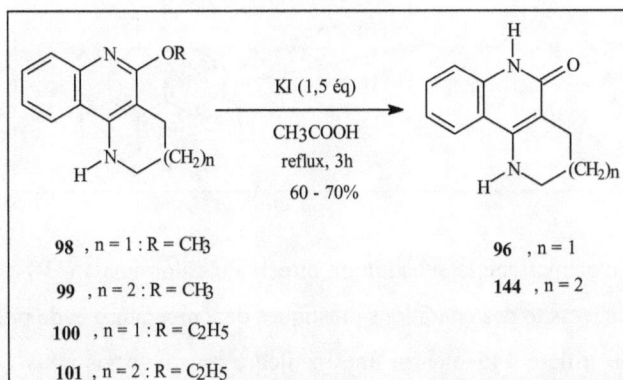

98 , n = 1 : R = CH₃   **96** , n = 1

99 , n = 2 : R = CH₃   **144** , n = 2

100 , n = 1 : R = C₂H₅

101 , n = 2 : R = C₂H₅

L'équilibre tautomérique lactame-lactime permet d'envisager une double réactivité :

- Dans la forme lactame, il est possible d'envisager la substitution du NH en α du carbonyle par des halogénures d'alkyle. Remarquons que l'absence de réactivité du NH pipéridinique s'explique par l'équilibre tautomérique rencontré dans la série des 4-aminoquinoléines[75].

- Dans la forme lactime, le groupement hydroxyle libre permet la réactivité avec l'anhydride triflique pour former le triflate correspondant.

Ainsi, nous avons étudié plus particulièrement l'action des halogénures d'alkyle et de l'anhydride triflique sur le lactame **96** (Schéma 70).

Schéma 70

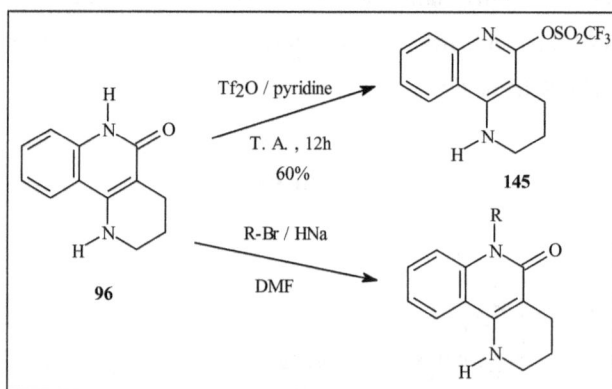

Nous avons vu que la substitution directe du chloroimidate **18** est difficile puisqu'elle nécessite des conditions drastiques de température et de pression. En revanche, le triflate **145** montre une meilleure réactivité vis-à-vis des agents nucléophiles, car le trifluorométhanesulfonate est un meilleur groupement partant que le chlore. Néanmoins, ce composé ne se conserve pas longtemps à cause de son instabilité et nécessite d'être consommé rapidement.

Pour exemple, nous avons traité le triflate **145** par la *N*-benzylpipérazine (1,2 équivalents) en présence de carbonate de potassium (2 équivalents) au reflux du DMF pendant trois heures. Ainsi, nous obtenons l'amidine **66** avec un rendement modéré de 43% (forme base) mais meilleur que dans le cas de la substitution directe qui fournit l'amidine **66** avec seulement 12% de rendement (Schéma 71).

Schéma **71**

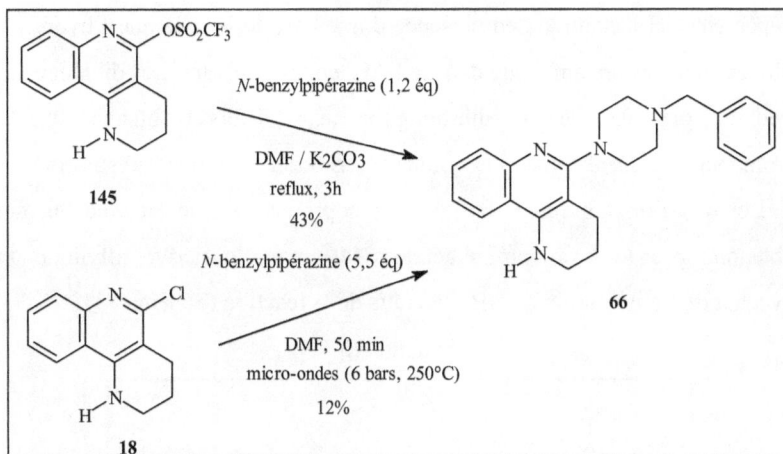

2. Vers un modèle de ligands des récepteurs 5-HT$_7$: synthèse des aminoalkyl-hexahydrobenzo[*h*][1,6]naphtyridin-5-ones

Prenant modèle sur le composé DR 4004 décrit dans la littérature[106] (pKi = 8,6) et la thiénoimidazolone C (Ki = 88 nM) synthétisée par Fabis[107] au CERMN (Schéma 72), nous avons introduit des substituants de type aminoalkyles analogues sur notre "scaffold" **96**.

Schéma 72

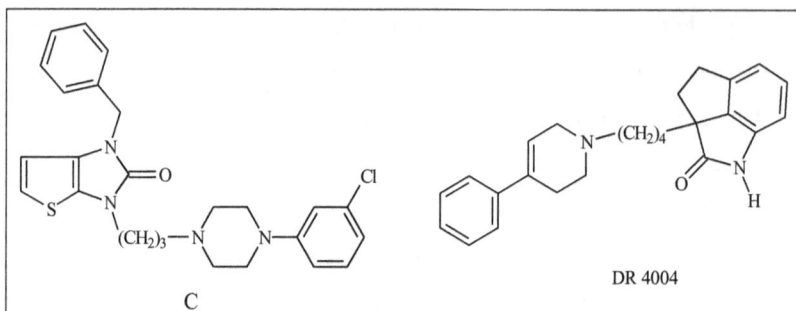

C

DR 4004

Le lactame **96** peut réagir avec des dihalogénures d'alkyle[108] par le groupement NH lactamique en présence d'une base forte telle que l'hydrure de sodium à température ambiante dans le DMF comme solvant. Les dihalogénures introduits ont été le 1,3-dibromopropane, 1,4-dibromobutane et 1,5-dibromopentane. Dans tous les cas, nous avons observé la monosubstitution.

Lorsque l'on fait réagir le 1,3-dibromopropane sur le lactame **96**, nous n'obtenons pas le bromopropyllactame **146** mais le dérivé allylique **147** provenant de l'élimination de HBr au cours de la réaction (Schéma 73).

Schéma 73

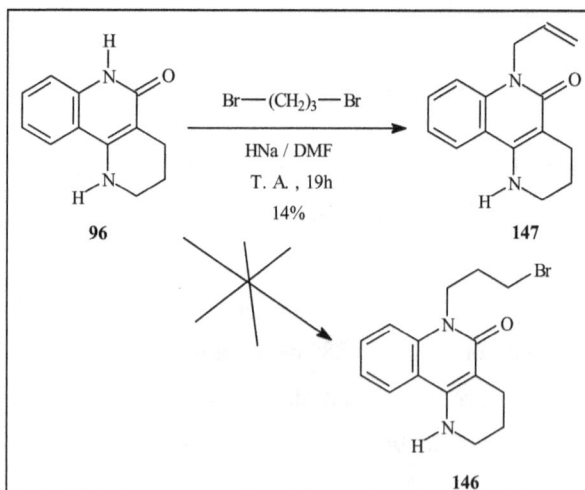

En revanche, la réaction en présence du 1,4-dibromobutane conduit majoritairement au bromobutyllactame **148** accompagné de l'alcène **149** sous forme de traces. La même réaction réalisée à partir du 1,5-dibromopentane fournit le bromopentyllactame **150** et le dérivé O-alkylé **151** sous forme de traces (Schéma 74).

Schéma 74

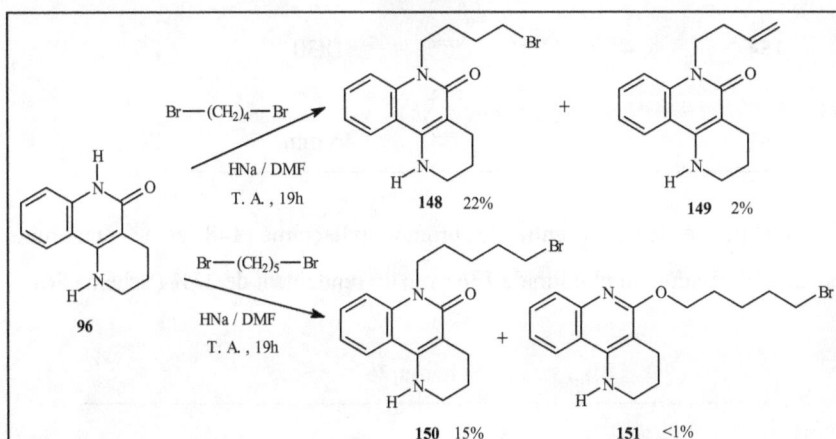

L'introduction de groupements aminés est réalisée à partir du bromobutyllactame **148** ou du bromopentyllactame **150** en présence d'amines et de carbonate de potassium au reflux du DMF (Schéma 75, tableau 6).

Schéma 75

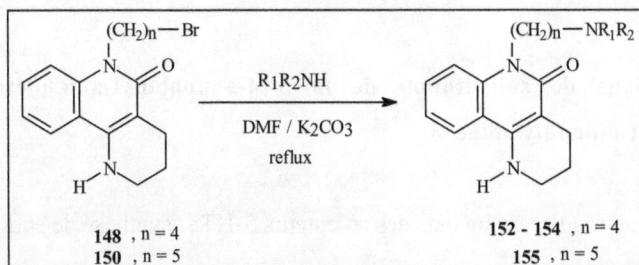

Tableau 6

	n	R$_1$,R$_2$	durée	Rendement (%)
152	4		45 min	52
153	4		1h	29
154	4		1h30	26
155	5		45 min	27

La même réaction entre le bromobutyllactame **148** et le phtalimide potassique conduit au phtalimide **156** avec un rendement de 27% (Schéma 76).

Schéma 76

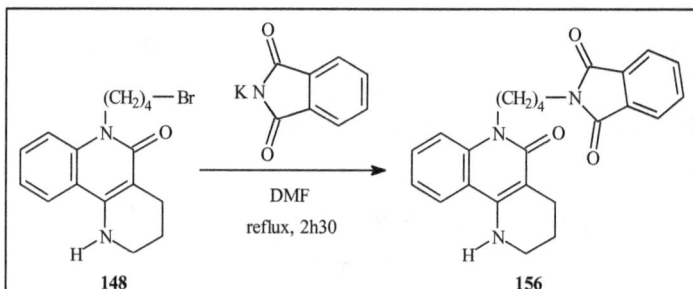

V Réactions de substitution de la 5-(4-aminobutyl)aminotétrahydrobenzo[*h*][1,6]naphtyridine 90

1. Vers un modèle de ligands des récepteurs 5-HT$_6$: synthèse de sulfonamides benzonaphtyridiques

A l'heure actuelle, il existe quelques antagonistes sélectifs de structure arylsulfonamide Ro 04-6790 (pKi = 7,3), Ro 63-0563 (pKi = 7,9)[109,110] et SB-271046 (pKi = 8,9)[111]. Un autre sulfonamide JR 435 montre une bonne affinité sélective vis-à-vis du récepteur 5-HT$_6$ (Ki = 3,78 10^{-8}M) comparé aux récepteurs 5-HT$_4$ et 5-HT$_7$ (Schéma 77).

Schéma 77

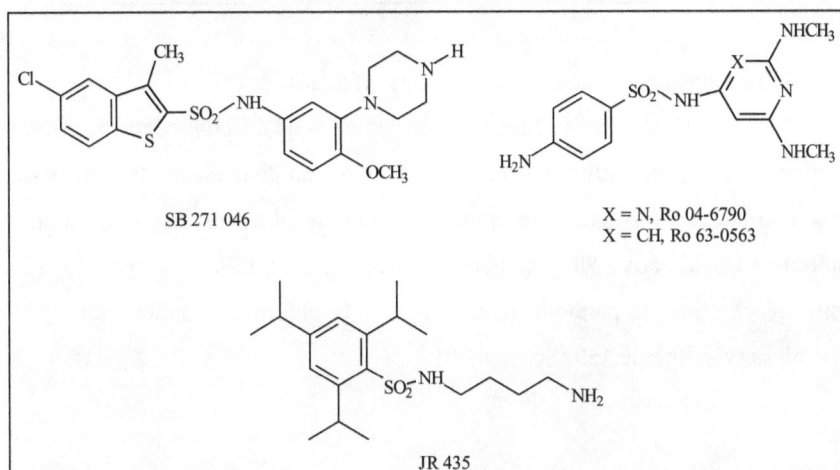

SB 271 046

X = N, Ro 04-6790
X = CH, Ro 63-0563

JR 435

Nous avons synthétisé des composés dont la chaîne latérale ressemble au sulfonamide JR 435 à partir de l'aminobutyl-benzonaphtyridine **90**. Il suffit alors de substituer le NH$_2$ de la chaîne latérale par un chlorure d'arylsulfonyle approprié. Ainsi, lorsque l'on traite l'amidine **90** par du chlorure de paratoluènesulfonyle commercial dans la pyridine comme solvant à température ambiante, on obtient le sulfonamide **157** avec un rendement de 18% (Schéma 78).

Schéma 78

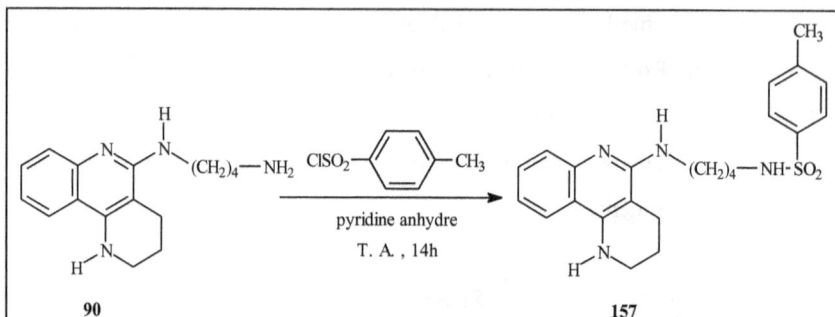

Les résultats pharmacologiques récents effectués sur le dérivé **157** montrent une affinité de l'ordre de 10^{-8}M sur les récepteurs 5-HT$_6$. Compte tenu de ce bon résultat, nous avons entrepris la pharmacomodulation de la chaîne latérale et du noyau tricyclique. Ainsi, nous avons introduit le chlorure de 2-naphtalène-sulfonyle sur le dérivé **90** pour obtenir le sulfonamide **158**. La même réaction entre le chlorure de paratoluène-sulfonyle et la chlorobenzonaphtyridine **124** fournit l'arylsulfonyle **159** (Schéma 79).

Schéma 79

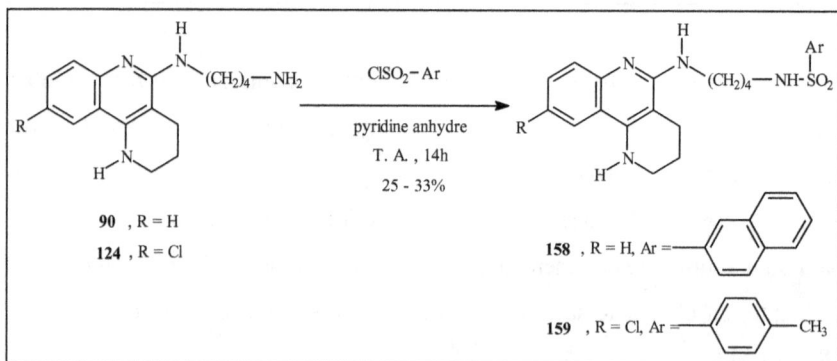

2. Synthèse de l'imidazoline 161

L'amine **90** traitée par la 2-méthylthio-2-imidazoline au reflux d'un
mélange à volume égal d'acétonitrile et de méthanol fournit l'iodhydrate **160**
avec un rendement de 86%. Ce sel est ensuite déplacé à l'aide de 0,8 équivalent
de sodium dans l'éthanol à chaud pour donner la base **161** avec un rendement de
53% (Schéma 80).

Schéma 80

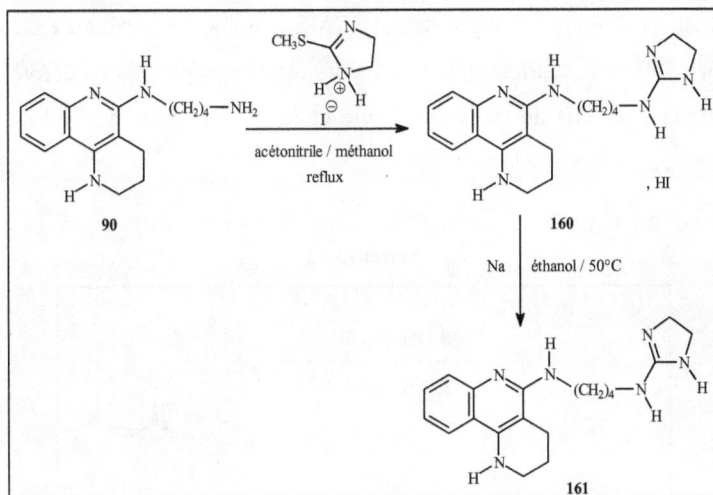

VI Essais de substitution du NH pipéridinique du chloroimidate 18 et du NH azépinique du chloroimidate 19

La substitution de l'atome d'azote en position 1 nécessite l'emploi de bases très fortes comme le bistriméthylsilylamidure de sodium[112]. Celui-ci est utilisé afin d'arracher le proton NH.

Les travaux préliminaires effectués par Gillard ont montré qu'il était possible de réaliser la substitution de l'azote pipéridinique du chloroimidate **18** par un groupement éthyle (solution du composé **18**, de bistriméthylsilylamidure de sodium et d'iodure d'éthyle dans le DMSO agitée à température ambiante pendant 16 heures). Curieusement, la même réaction appliquée au dérivé **19** ne permet pas d'aboutir au dérivé *N*-éthylé et le produit de départ est retrouvé intégralement (Schéma 81).

Schéma 81

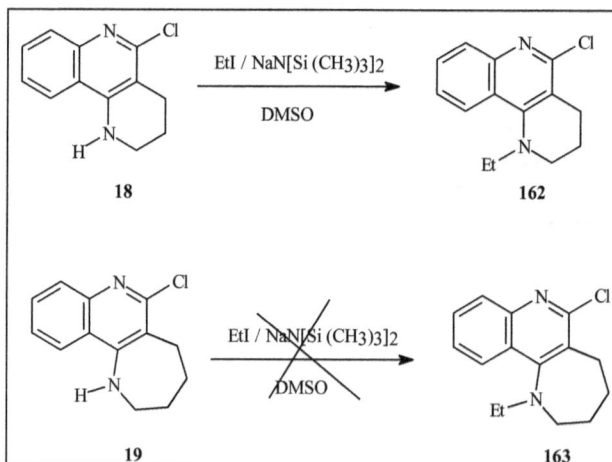

Devant ce problème de reproductibilité de cette réaction, nous avons essayé d'arracher le proton de l'azote pipéridinique en utilisant d'autres bases fortes telles que l'hydrure de sodium[113] en solution dans le DMF ou le sodium métallique en solution dans le dioxane, en présence de bromure de benzyle. Nous retrouvons également le produit de départ.

En revanche, si on fait réagir le chloroimidate **18** en solution dans l'acétone avec un excès d'iodométhane, pendant 45 minutes sous application micro-ondes et sous pression de 4 bars, on isole l'iodure d'ammonium **164** avec un rendement de 21 % (Schéma 82).

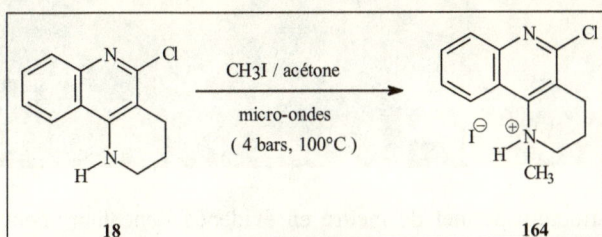

CH3I / acétone

micro-ondes

(4 bars, 100°C)

18   **164**

Schéma 82

En ce qui concerne l'iodure d'ammonium **164**, la spectrométrie RMN du proton montre pour le NH (1) un déblindage important à 9,8 ppm, tandis que le groupement CH_3 fixé sur l'atome d'azote en position 1 apparaît sous la forme d'un signal unique vers 4,2 ppm d'intensité 3. On observe la disparition du NH dans l'eau deutériée.

Pour tenter de mieux cerner le problème de la réactivité du NH pipéridinique, nous avons modélisé la structure du lactame **96** à partir des données cristallographiques issues de ces séries benzonaphtyridiques (Schémas 83 et 84).

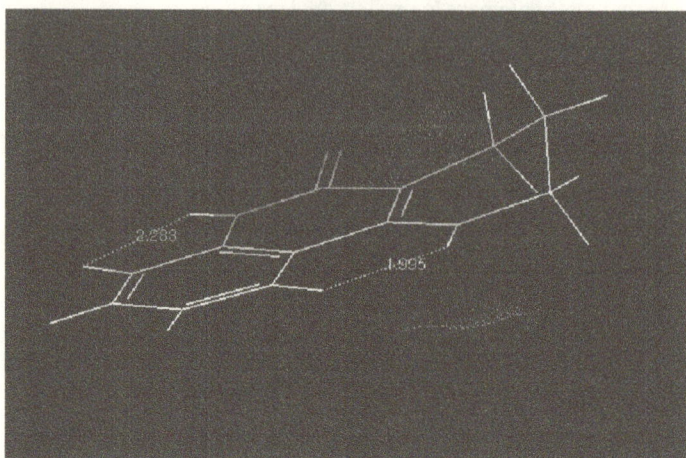

Cette structure permet de mettre en évidence l'encombrement de l'azote pipéridinique N(1) par différents groupements situés autour de cet azote. Les pointillés représentent le champ d'accessibilité de l'atome d'azote qui est significativement réduit. Cet encombrement est présent à plusieurs niveaux :

- l'atome d'hydrogène H(10) situé en péri à une distance de 1,99Å est plus courte que la distance séparant le NH lactamique de l'atome d'hydrogène H(7) qui est de 2,28Å
- l'atome d'hydrogène H(2) en position axiale gêne l'accessibilité par le bas
- le CH$_2$ (3) au dessus du plan de la molécule gêne l'accessibilité par le haut

Schéma 84

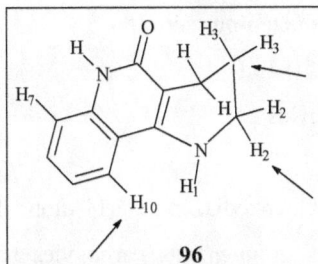

96

Les flèches indiquent les zones d'encombrement au voisinage du NH pipéridinique.

Par ailleurs, les essais de *N*-oxydation entrepris par Duvet sur la benzo[*h*][1,6]naphtyridine ont montré une réaction sélective sur l'azote l'azote N(6), l'azote N(1) du cycle terminal n'étant pas oxydé pour des raisons d'encombrement dû à l'atome d'hydrogène situé en péri. Plusieurs exemples de la littérature montrent en effet que cette réaction est sensible à l'encombrement stérique, et notamment dans le cas des benzonaphtyridines[114,115].

VII Synthèse et étude de la réactivité de nouvelles hexahydro-5*H*-pyrrolo[2,1-*c*][1,4]benzodiazépines réduites

1. Réduction des carbonyles

La pyrrolo[2,1-*c*][1,4]benzodiazépine-5,11-dione **16** peut être totalement réduite au niveau de ces groupements carbonyles par une méthode simple utilisant l'hydrure d'aluminium et de lithium en excès au reflux du THF anhydre pendant deux heures. La benzodiazépine **2** est obtenue avec un rendement de 84% (Schéma 85).

Schéma 85

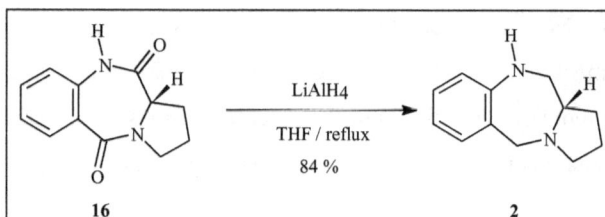

16   2

2. Réactions de substitutions du NH benzodiazépinique

2.1. Réactions d'acylation

Contrairement aux réactions d'alkylation, la réaction de la fonction amine (NH) avec un chlorure d'acide est facilement réalisable. Ainsi, la benzodiazépine **2** traitée par le chlorure de paranitrobenzoyle, le bromure de 2-bromoacétyle ou le chlorure de 3-bromopropionyle en présence d'une base telle que la triéthylamine (1 équivalent) conduit après 1h30 d'agitation dans le dichlorométhane à température ambiante, respectivement aux amides **165, 166** et **167** (Schéma 86). Dans tous les cas, les différents amides ont été obtenus avec des rendements compris entre 60 et 70%.

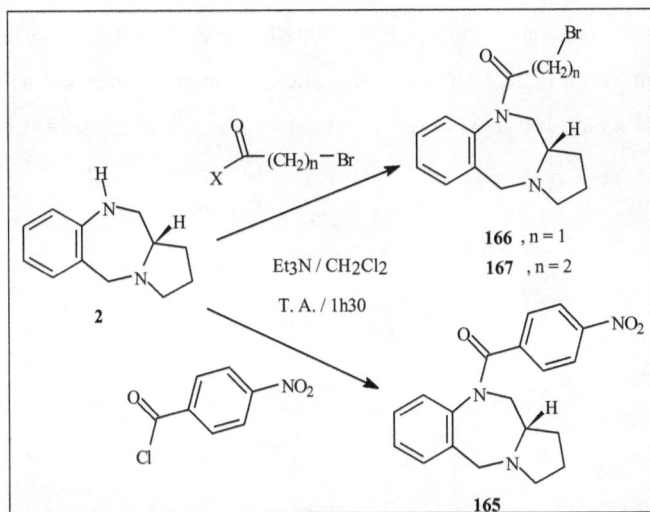

Schéma 86

L'amide **165** a servi de précurseur à la synthèse de nouveaux dérivés potentiellement actifs sur les récepteurs de la vasopressine (hormone antidiurétique). Ce travail fait actuellement l'objet d'une thèse d'exercice au CERMN par M^r El Idrissi.

Quant aux halogénures **166** et **167**, ils ont fait l'objet de substitutions nucléophiles sur l'atome de brome par la *N*-méthylpipérazine. Cette réaction nécessite des conditions de chauffage modéré en présence de triéthylamine (1,3 équivalents) et de DMF comme solvant.

Lorsque l'on chauffe l'halogénure **166** en solution dans le DMF vers 130°C pendant 1h10, nous obtenons l'amide **168** avec un rendement de 16%. Nous avons employé des conditions plus douces pour la synthèse de l'amide **169** à partir de l'halogénure **167**. Le chauffage a été maintenu à une température n'excédant pas 60°C pendant trois heures. L'analyse en chromatographie sur couche mince dans le mélange éluant chloroforme/méthanol/triéthylamine (95ml/5ml/1,4ml) révèle un reste de matière première. Nous avons donc laissé l'agitation à température ambiante pendant 48 heures. Une deuxième analyse par CCM montre qu'il ne reste plus de matière première. Après extraction, nous obtenons l'amide **169** (base) avec un rendement de 50% (Schéma 87).

Schéma 87

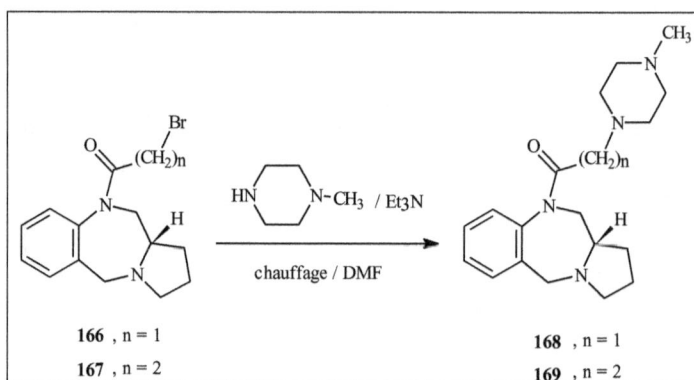

PARTIE PHARMACOLOGIQUE

I Rappel sur le système sérotoninergique

Dans cette partie, nous présenterons brièvement la sérotonine et son implication vis-à-vis de différents récepteurs. Ce système a été largement étudié [97,116].

La sérotonine ou 5-hydroxytryptamine (Schéma 88) identifiée dans les années 50 [117,118] est à la fois un facteur de vasoconstriction du sérum et un neurotransmetteur présent dans le cerveau des mammifères. Elle est majoritairement représentée dans les cellules entérochromaffines du tube digestif (90% du stock de sérotonine de l'organisme).

Schéma 88 : Sérotonine

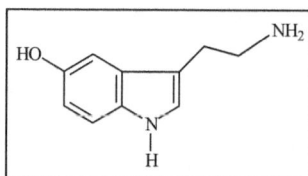

L'analyse bibliographique approfondie des connaissances actuelles concernant les récepteurs 5-HT$_4$, 5-HT$_6$ et 5-HT$_7$ permet de mettre en évidence leur répartition dans l'organisme ainsi que leur rôle fonctionnel et de suggérer leur implication en thérapeutique. Les réponses de ces récepteurs à la stimulation par la sérotonine sont spécifiques et la classification pharmacologique[119,120] de ces récepteurs est basée sur l'étude de radio-ligands ainsi que l'utilisation d'agonistes et d'antagonistes sélectifs. Ces récepteurs ont été récemment clonés et font partie d'un groupe commun couplé à la stimulation de l'activité de l'adénylate cyclase via la protéine G [121]. Cependant, ces récepteurs sont remarquablement différents dans leur séquence d'amino-acides, leur distribution dans le cerveau et leurs propriétés pharmacologiques[122-124].

La sérotonine exerce des modes d'actions divers et variés *via* 7 classes de récepteurs sérotoninergiques eux mêmes divisés en 14 sous-types.

Dans ce travail de thèse, nous nous intéresserons particulièrement aux récepteurs 5-HT$_4$, 5-HT$_6$ et 5-HT$_7$ et à la découverte de nouveaux ligands. Un travail bibliographique sur les récepteurs 5-HT$_6$ et 5-HT$_7$ fait le point sur les applications thérapeutiques actuelles[116].

1. Les récepteurs 5-HT$_4$

Ces récepteurs ont été découverts en 1988 [125,126] et récemment clonés en 1995 [127-128]. Ils ont en commun avec les récepteurs 5-HT$_6$ et 5-HT$_7$ le couplage à une protéine Gs dont la stimulation entraîne une activation de l'adénylate cyclase et une augmentation consécutive de l'AMPc intracellulaire. Cette AMPc provoque l'ouverture d'un canal potassique et la sortie de ce cation. La diminution du potassium intracellulaire provoque l'entrée de calcium et par conséquent une libération de médiateurs. Ce phénomène est à la base des effets bénéfiques de la sérotonine sur la plasticité cérébrale.

Ces récepteurs sont présents dans le système nerveux central [129] (système limbique, striatum, hippocampe), le tube digestif [130], le coeur[131] et la vessie[132]. Dans le système nerveux central, les récepteurs 5-HT$_4$ facilitent la libération d'acétylcholine en améliorant la transmission cholinergique et pourraient avoir un rôle potentiel dans les déficits intellectuels[133] et un rôle bénéfique sur l'apprentissage et la mémoire à long terme[134,135]. Au niveau périphérique, les récepteurs 5-HT$_4$ qui sont présents dans l'ensemble des voies gastro-intestinales activent la libération d'acétylcholine dans l'intestin et facilitent ainsi le péristaltisme intestinal. Ces récepteurs jouent un rôle clé dans la modulation de la douleur abdominale et la motilité gastro-intestinale. D'autre part ils régulent la sécrétion des corticostéroïdes au niveau des surrénales et la contraction de la vessie. Sur le myocarde, ils ont des effets chronotrope et inotrope positifs.

1.1. Les agonistes des récepteurs 5-HT$_4$

Ils appartiennent à 4 familles distinctes :

- Les dérivés indoliques (Schéma 89) : on retrouve la sérotonine et la 5-méthoxytryptamine, ainsi qu'un agoniste partiel sélectif récemment mis sur le marché : le tegaserod (Zelmac®)[136].

Schéma 89

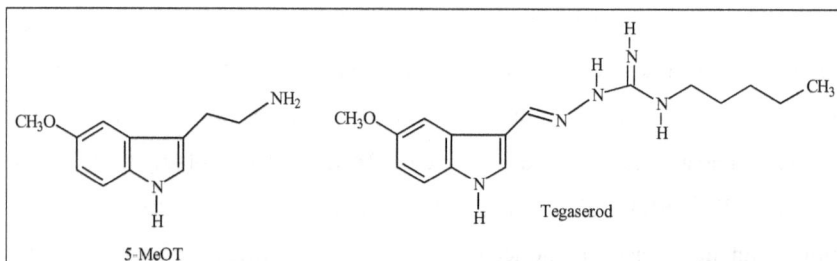

- Les benzamides (Schéma 90) : cisapride, zacopride, renzapride, mosapride[137], YM-47813 [138] sont prokinétiques (traitement des désordres intestinaux)[139,140], SC 53 116 et R 76 186.

Schéma 90

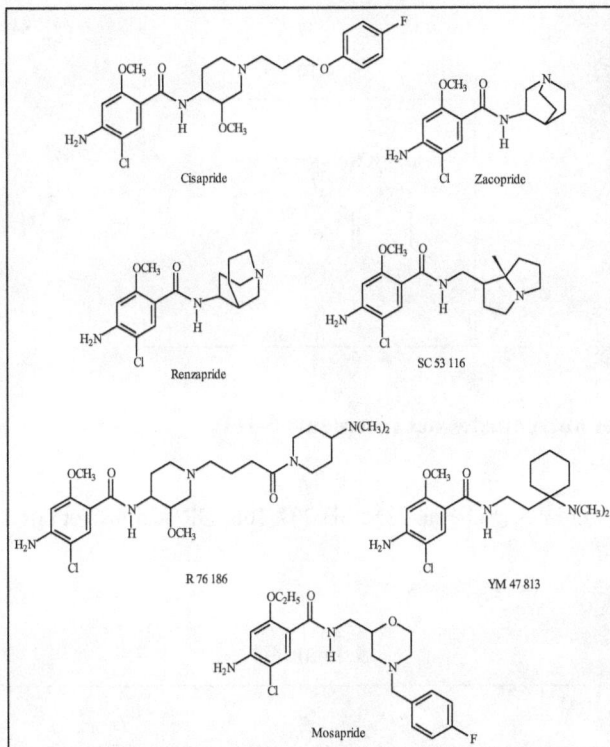

Cisapride

Zacopride

Renzapride

SC 53 116

R 76 186

YM 47 813

Mosapride

- Les benzimidazolones (Schéma 91) : BIMU 1 et BIMU 8

Schéma 91

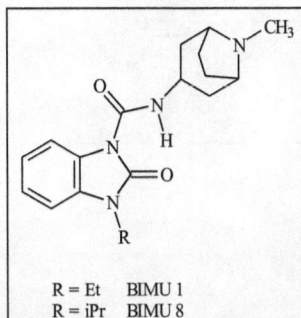

R = Et   BIMU 1
R = iPr   BIMU 8

103

- Dérivé de l'oxadiazole (Schéma 92) : YM 53389 [141]

Schéma 92

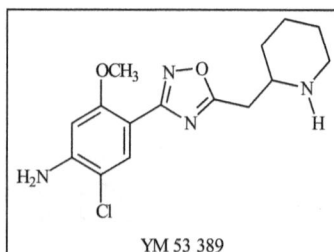

YM 53 389

1.2. Les antagonistes des récepteurs 5-HT$_4$

- Les indoles (Schéma 93) : SB 207 266, GR 125 487 et GR 113 808 [142-144]

Schéma 93

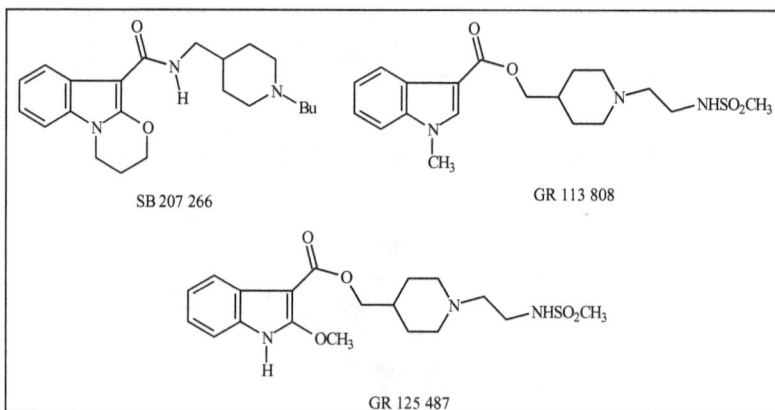

SB 207 266

GR 113 808

GR 125 487

- Les benzoates (Schéma 94) : SB 204 070 et SDZ 205 557 [145]

Schéma 94

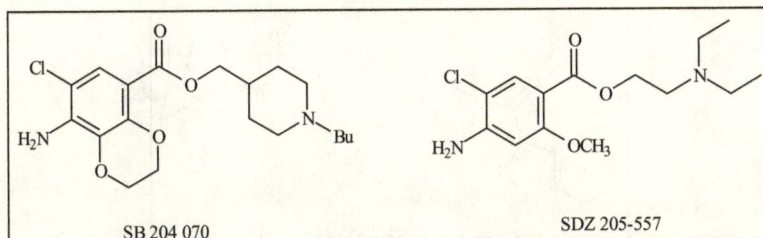

SB 204 070   SDZ 205-557

- Les benzamides (Schéma 95) : SB 205 800

Schéma 95

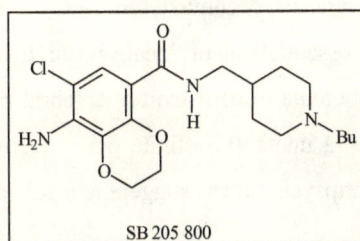

SB 205 800

- Les phénylcétones (Schéma 96) : RS 39 604 [145] et RS 100 235 [146]

Schéma 96

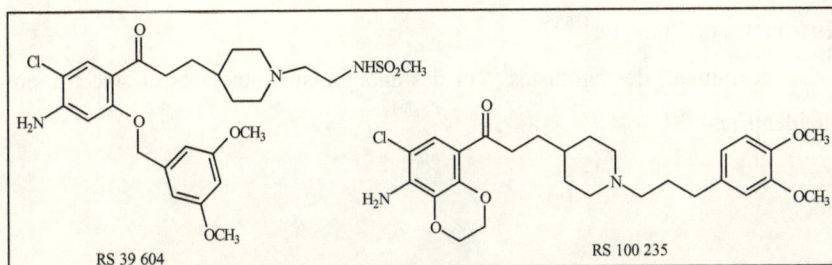

RS 39 604   RS 100 235

- Les indazoles (Schéma 97) : LY 353 433 [147]

Schéma 97

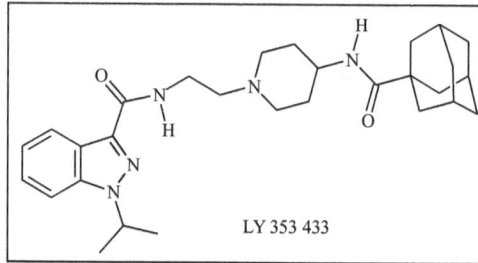

LY 353 433

2. Les récepteurs 5-HT$_6$

Ces récepteurs ont été découverts en 1993 [52] et clonés en 1996 [148] chez l'Homme. Ils sont essentiellement localisés au niveau du système nerveux central (striatum, tubercule olfactif, cortex cérébral et hippocampe)[109,149]. Leur distribution, associée à une forte affinité pour plusieurs agents thérapeutiques antidépresseurs et antipsychotiques, suggère leur rôle dans la schizophrénie[150,151] et la dépression.

Des études récentes[111,152,153] montrent que la stimulation des récepteurs 5-HT$_6$ pourrait moduler la neurotransmission cholinergique. Les antagonistes sélectifs des récepteurs 5-HT$_6$ pourraient être utiles dans le traitement de l'anxiété et les troubles de la mémoire, notamment ceux de la maladie d'Alzheimer[154]. Les récepteurs 5-HT$_6$ seraient impliqués dans la locomotion et les troubles de l'humeur[155,156].

Récemment, des agonistes[152] et des antagonistes puissants et sélectifs ont été identifiés[109-111].

2.1. Les agonistes des récepteurs 5-HT$_6$

Très récemment, un agoniste sélectif appartenant à la famille des indolamines a été découvert. L'EMDT (2-éthyl-5-méthoxy-N,N-diméthyltryptamine) est l'agoniste le plus sélectif avec une affinité plus puissante (Ki = 16 nM) que la sérotonine elle même (Ki = 75 nM), (Schéma 98).

Schéma 98 : EMDT

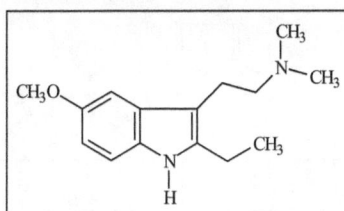

Si le groupement éthyle en position 2 du noyau indolique est remplacé par un groupement phényle, le caractère agoniste est perdu au profit du caractère antagoniste.

2.2. Les antagonistes des récepteurs 5-HT$_6$

Les premiers découverts ont été des dérivés à fonction sulfonamide possédant une affinité hautement sélective pour les récepteurs 5-HT$_6$, Ro 04-6790 (pKi = 7,3), Ro 63-0563 (pKi = 7,9) et SB 271 046 (pKi = 8,9). Les affinités relativement modestes pour les deux premiers s'expliquent par le fait que ces dérivés passent très difficilement la barrière hématoencéphalique. A cette liste vient s'ajouter un représentant de la famille des indolamines qui est la 2-phényl-5-méthoxy-N,N-diméthyltryptamine MPDT (Ki = 20 nM), (Schéma 99).

Schéma 99

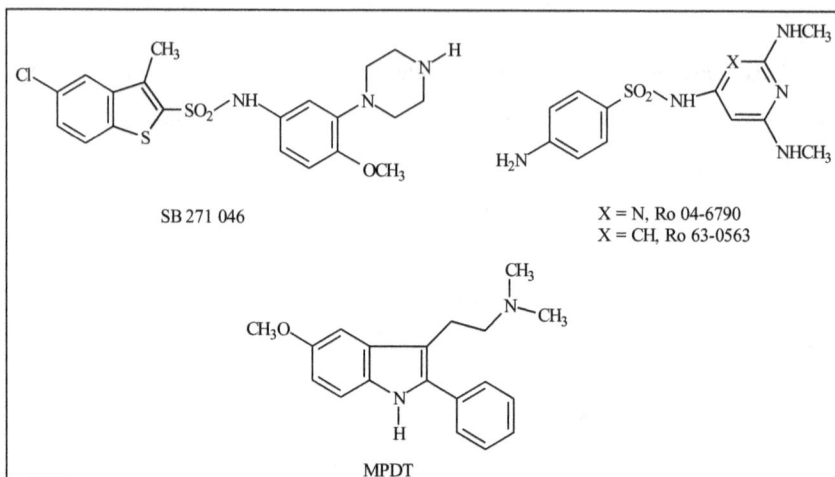

SB 271 046

X = N, Ro 04-6790
X = CH, Ro 63-0563

MPDT

3. Les récepteurs 5-HT$_7$

Ils ont été clonés chez l'Homme dès 1993 [157] et sont présents aussi bien au niveau du système nerveux central que périphérique. On les trouve dans le thalamus et l'hypothalamus[158-160] au niveau central, dans le tube digestif et le système vasculaire à la périphérie. Ces récepteurs sont impliqués dans les troubles de l'humeur, le contrôle du rythme circadien[161,162], l'apprentissage et les comportements végétatifs. Tout comme les récepteurs 5-HT$_6$, ils jouent un rôle important dans la dépression[163] et la schizophrénie. Au niveau périphérique, la stimulation des récepteurs 5-HT$_7$ entraîne la relaxation des muscles lisses vasculaires[164,165] et non vasculaires (tube digestif)[166], ce qui implique un rôle dans le traitement de la migraine par exemple[167,168].

3.1. Les agonistes des récepteurs 5-HT$_7$

A ce jour, il n'existe pas d'agonistes très sélectifs des récepteurs 5-HT$_7$, les agonistes les plus puissants sont la 5-CT [169] (Schéma 100) et la 5-HT.

Schéma 100 : 5-Carboxamidotryptamine

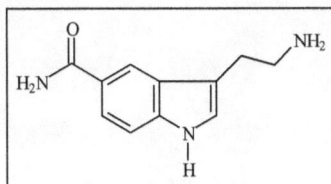

3.2. Les antagonistes des récepteurs 5-HT$_7$

Le premier antagoniste sélectif décrit est l'arylsulfonamide SB 258 719 [170,171] qui possède une affinité de 32 nM (pKi = 7,5) suivi de la découverte d'un second antagoniste sélectif qui est le tétrahydrobenzindole DR 4004 (pKi = 8,7) d'affinité de 2,1 nM [106,172]. Le dernier en date est l'arylsulfonamide SB 269 970 [173] qui possède une meilleure affinité (pKi = 8,9) sur les récepteurs 5-HT$_{7(a)}$ et une meilleure sélectivité (250×) que son homologue SB 258 719 (Schéma 101).

Schéma 101

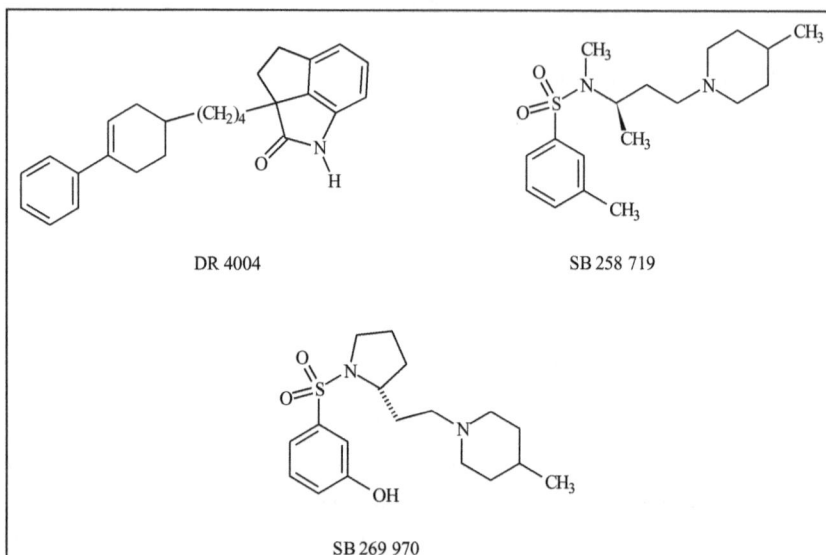

DR 4004   SB 258 719

SB 269 970

II Résultats pharmacologiques

Un certain nombre de dérivés synthétisés dans ce travail de thèse ont fait l'objet d'une étude pharmacologique approfondie. La mise en place récente d'une structure appelée ATBI (ATelier de BInding) réalisée conjointement par le CERMN et l'UMR CNRS 6551 "Mort neuronale, Neuroprotection, Neurotransmission" a pour objet de collecter de nouvelles structures afin d'identifier d'éventuels ligands originaux vis-à-vis de trois sous-types de récepteurs de la sérotonine (5-HT$_4$, 5-HT$_6$ et 5-HT$_7$) auxquels vient s'ajouter récemment le sous type 5-HT$_5$.

L'avantage d'une telle structure est la mise en place en commun des travaux de chimie, de modélisation moléculaire et de biologie permettant l'optimisation en temps réel des travaux de pharmacochimie par l'obtention de réponses pharmacologiques rapides.

Dans cette partie, nous présenterons successivement les tout derniers résultats dans la recherche de nouveaux ligands des récepteurs 5-HT$_4$, 5-HT$_6$ et 5-HT$_7$, ainsi que les relations "structure-activité" qui en découlent.

1. Nouveaux ligands des récepteurs 5-HT$_4$

1.1. Etude de liaison aux récepteurs 5-HT$_4$ (Tests *in vitro*)

La liaison des composés aux récepteurs 5-HT$_4$ a été déterminée par mesure des caractéristiques de compétition vis-à-vis de la liaison du [^{3}H]GR 113 808 (ligand spécifique des récepteurs 5-HT$_4$) dans des préparations membranaires de striatum de cobaye. Les études de compétition ont été réalisées avec 0,6 nM de [^{3}H]GR 113 808 en présence de 10^{-6} et 10^{-8}M, ou n concentrations pour le Ki, de ligand à étudier.

1.2. Validation d'un nouveau modèle de ligands 5-HT$_4$

Les iminoéthers de benzo[*h*][1,6]naphtyridines et d'azépino[3,2-*c*]quinoléines constituent une tête de série prometteuse comme nouveaux ligands des récepteurs 5-HT$_4$[174]. Le tableau 7 présente les résultats des tests *in vitro* en terme de pourcentages d'inhibition de la liaison du [^{3}H]GR 113 808 au récepteur 5-HT$_4$.

Tableau 7

		% inhibition 5-HT$_4$		Ki (M)
		10^{-6}M	10^{-8}M	
112		100	51	1,25 10^{-8}
113		100	0	
110		100	77	10^{-8}
111		100	44	1,63 10^{-8}
127		100	2	
128		92	0	
108		100	70	2,89 10^{-9}
109		100	55	1,27 10^{-8}
125		100	0	
126		91	5	
130		98	0	
106		100	55	1,31 10^{-8}

107		100	51	$1,07 \cdot 10^{-8}$
105		100	52	$pIC_{50} = 6,99$
134		100	8	
133		81	6	
143		29	0	
104		100	15	
103		100	31	
102		96	24	

1.2.1. Relation "structure-activité"

Dans le cadre de ses travaux sur la synthèse d'agents actifs et spécifiques des récepteurs de la sérotonine, l'équipe de recherche du CERMN a développé de nombreux composés possédant des propriétés agonistes et antagonistes vis-à-vis des récepteurs 5-HT.

Un échantillon de 17 composés[175] décrits comme antagonistes des récepteurs 5-HT$_4$ a été sélectionné pour définir exactement ce nouveau pharmacophore[176,177]. Une comparaison des analogues actifs sur le récepteur 5-HT$_4$ utilisant le logiciel de modélisation moléculaire CATALYST a permis à l'équipe du CERMN de définir les caractéristiques chimiques (cycle aromatique, groupement accepteur de liaison hydrogène…) communes aux molécules de référence expliquant le mieux l'affinité biologique sur les récepteurs 5-HT$_4$. Tous ces composés possèdent une fonction ester ou amide en liaison avec un noyau aromatique et une amine située à une distance variable de ce noyau aromatique[30]. Nos structures ont une chaîne latérale de type *N*-alkyl-pipéridinyl-méthoxy analogue à celle des composés ci-dessus. Dans cette série quinoléique, nous postulons que le groupement iminoéther cyclique pourrait jouer le même rôle que la fonction ester. Ainsi, les iminoéthers peuvent faire l'objet d'une superposition de structure avec le composé SB 204 070. Nous pouvons dès lors dégager les caractères indispensables au pharmacophore[145,178] qui sont les suivants (Schémas 102 et 103):

- un cycle aromatique
- deux groupements hydrophobes
- un centre basique
- un centre polaire accepteur de liaison hydrogène (ALH).
- la distance à respecter entre l'accepteur de la liaison hydrogène et le centre basique est de 7,4□ [179].

Le groupement carbonyle coplanaire (fonction ester ou amide) est remplacé par la partie C=N de l'iminoéther incluse dans le cycle naphtyridique. L'atome d'oxygène (accepteur de liaison hydrogène) est situé à 3,7□ du centroïde représenté par le noyau aromatique.

Schéma 102 : représentation schématique montrant les distances inter-atomiques du pharmacophore des antagonistes 5-HT$_4$ établi à partir de la

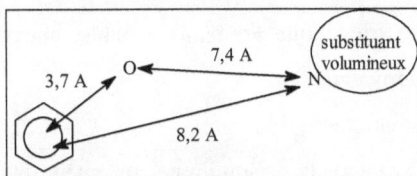

structure cristallographique de SB 204 070

Schéma 103 : ajustement du composé SB 204 070 avec le modèle de pharmacophore des antagonistes des récepteurs 5-HT$_4$

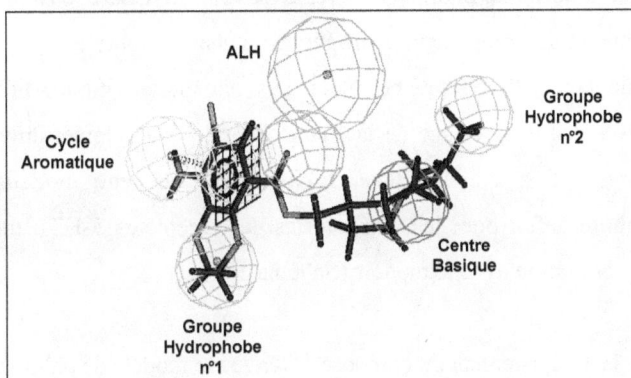

Parmi les iminoéthers représentés dans le tableau 7, la longueur optimale de la chaîne *N*-alkylée pour l'activité 5-HT$_4$ se situe entre 3 et 4 chaînons carbonés. C'est le cas notamment des dérivés **108**, **109**, **110** et **111** qui possèdent une chaîne *N*-propyle ou *N*-butyle. Remarquons également que l'introduction d'un atome de chlore sur le noyau phényle fait chuter l'affinité pour des concentrations de 10^{-8}M des composés **125**, **126**, **127**, **128** et **130**. De même, la modification de la nature de l'hétérocycle conduit à une chute de l'affinité. C'est le cas des dérivés aromatisés **133** et **134** et du dérivé tétracyclique **143**.

En conclusion, les caractéristiques structurales et chimiques de nos composés répondent aux composantes du pharmacophore modélisé :

- une structure tricyclique aromatique plane, comparable à la structure pyrrolothiénopyrazine
- un cycle aromatique pyridinique.
- un atome d'azote, de la liaison imine, accepteur de liaison hydrogène.
- un cycle benzénique hydrophobe

La chaîne latérale *N*-alkylpipéridiylméthoxy satisfait quant à elle, à deux des caractéristiques du pharmacophore, à savoir un centre basique (l'azote pipéridinique) et un groupement hydrophobe (la chaîne n-butyle).

Afin de valider l'intérêt de ces molécules, une modélisation moléculaire du composé **108** issu du greffage de la chaîne latérale *N*-alkylpipéridinylméthoxy sur le sommet 5 a été effectuée. L'ajustement de cette modélisation au pharmacophore défini pour les antagonistes des récepteurs 5-HT$_4$, montre une très bonne corrélation avec le modèle (Schéma 104).

Schéma 104 : ajustement du composé **108** avec le modèle de pharmacophore des antagonistes des récepteurs 5-HT$_4$

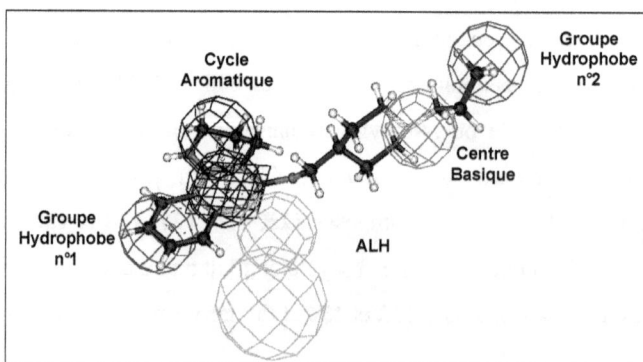

1.2.2. Etude de la sélectivité de l'iminoéther **108**

L'iminoéther **108** peut être considéré comme le chef de file d'une nouvelle série de ligands actifs sur les récepteurs 5-HT$_4$ avec une forte affinité (Ki = 2,89 nM). Un test de "binding" élargi réalisé par les laboratoires SERVIER démontre qu'il possède une bonne sélectivité (Tableau 8).

Tableau 8 : résultats de la sélectivité de l'iminoéther **108**

Récepteurs	% inhibition		IC_{50} (M)
	10^{-5}M	10^{-7}M	
5-HT$_{1A}$			$9,1 \times 10^{-6}$
5-HT$_{2A}$			5×10^{-6}
5-HT$_{2B}$			2×10^{-7}
5-HT$_{2C}$			$3,4 \times 10^{-6}$
*5-HT$_4$			**$5,64 \times 10^{-10}$**
*5-HT$_6$	12% à 10^{-6}M	0% à 10^{-8}M	
*5-HT$_7$	36% à 10^{-6}M	20% à 10^{-8}M	
recapture 5-HT	79	0	
D$_1$			$>10^{-5}$
D$_2$			$3,4 \times 10^{-6}$
recapture DA	61	13	
H$_1$	91	0	
H$_2$	75	0	
β_1	39	0	
β_2	70	0	
recapture NA	23	17	
V$_1$			$3,2 \times 10^{-6}$
V$_2$			$1,1 \times 10^{-5}$

* Résultats réalisés au centre Cycéron.

Par ailleurs, les autres iminoéthers de la même famille ne montrent pas d'activité sur les récepteurs 5-HT$_6$ et 5-HT$_7$ en général (cf tab 14 de l'annexe).

1.2.3. Pouvoir antagoniste des iminoéthers

Les études fonctionnelles réalisées par Dumuis[125] et évaluant la production d'AMPc dans un modèle de cellules COS-7 exprimant le récepteur $5\text{-}HT_{4(a)}$ de souris ont montré que l'iminoéther **108** possède une activité antagoniste importante et une faible activité agoniste (Schémas 105 et 106).

Schéma 105 : profil antagoniste du composé **108**

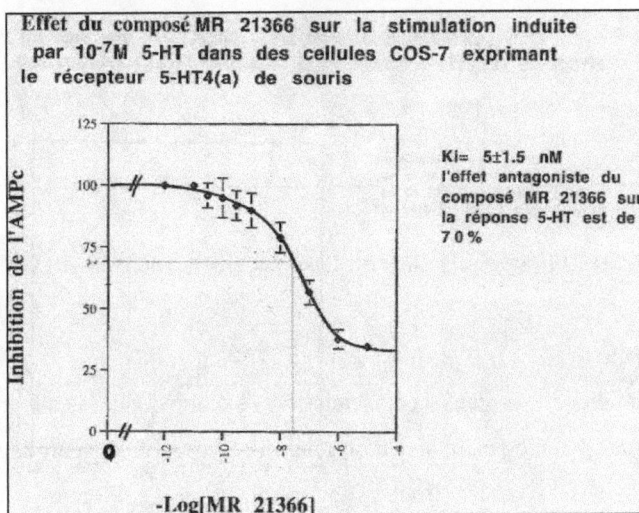

Effet du composé MR 21366 sur la stimulation induite par $10^{-7}M$ 5-HT dans des cellules COS-7 exprimant le récepteur 5-HT4(a) de souris

Ki= 5±1.5 nM
l'effet antagoniste du composé MR 21366 sur la réponse 5-HT est de 70%

Inhibition de l'AMPc

-Log[MR 21366]

Schéma 106 : profil agoniste du composé **108**

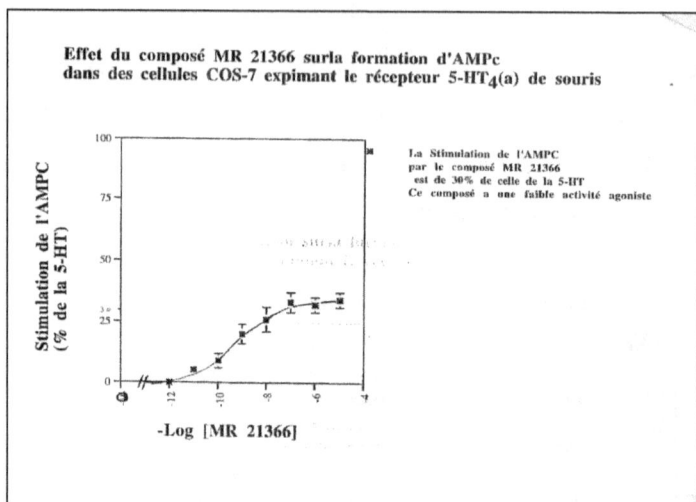

Effet du composé MR 21366 sur la formation d'AMPc dans des cellules COS-7 expimant le récepteur 5-HT$_4$(a) de souris

La Stimulation de l'AMPC par le composé MR 21366 est de 30% de celle de la 5-HT
Ce composé a une faible activité agoniste

Axe Y : Stimulation de l'AMPC (% de la 5-HT)
Axe X : -Log [MR 21366]

1.2.4. Tests *in vivo* effectués sur les iminoéthers **106**, **108** et **110**

- Principe :

Des modifications dans la transmission sérotoninergique sont impliquées dans certaines pathologies telles que les désordres affectifs et neurodégénératifs comme les psychoses, les troubles du sommeil et la migraine. Ainsi, les molécules qui interagissent avec l'un ou l'autre des sous-types de récepteurs de la sérotonine représentent des agents thérapeutiques potentiels dans le traitement de telles pathologies. Concernant les récepteurs 5-HT$_4$, leur distribution centrale et leur mécanisme d'action cellulaire laissent supposer un rôle potentiel pour leurs agonistes et/ou antagonistes spécifiques dans le traitement de certains troubles mnésiques et psychiatriques, mais également dans celui de la douleur.

- Protocole :

L'activité pharmacologique *in vivo* chez la souris a été réalisée par Boulouard au CERMN qui inclut un préscreening général [180] visant à déceler

120

d'éventuels effets centraux (dépression, stimulation) ou périphérique (réponse à la douleur). Parallèlement, une étude de toxicité aiguë est réalisée. Le tableau 9 montre les effets subtoxiques ainsi que la détermination de la dose létale 50 (DL_{50}) des composés **106**, **108** et **110**. Nous remarquons que les DL_{50} ont des valeurs faibles, ce qui signifie que ces produits sont relativement toxiques.

Tableau 9 : Données pharmacologiques et toxicologiques

	Doses mg/Kg	DL50 approx (mg/Kg)	effets à doses subtoxiques	Effets à doses toxiques
108	12,5-25-50	37,5	hypoactivité relaxation passivité	convulsions
106	12,5-25-50	52	hypoactivité passivité	convulsions
110	12,5-25-50	75	hypoactivité passivité	convulsions
Méthylphényd ate	25	ND	hyperactivité irritabilité stéréotypie	ND
Perphénazine	5	ND	hypoactivité passivité ptôsis	ND

♦ Méthylphénydate : stimulant central

♦ Perphénazine : dépresseur central

Les principaux symptômes révélés à doses subtoxiques semblent en faveur d'une activité dépressive centrale (hypoactivité, passivité).

- Tests spécifiques :

⇒<u>Actimétrie</u> : [181]

Ce test permet de quantifier les effets de nouveaux composés sur l'activité locomotrice spontanée. Les composés **106**, **108** et **110** induisent une diminution de la locomotricité spontanée dans les gammes de doses s'échelonnant entre 1 et 16 mg/Kg (Schémas 107, 108 et 109).

Schéma 107 : résultats du composé **106** (MR 21389)

Influence du MR 21389 (1, 4 et 16 mg/Kg), du méthylphénydate (15 mg/Kg) et de la perphénazine (5 mg/Kg) sur la motricité spontanée des souris (n=5) par groupe, ***p<0,01 versus témoin (test de student)

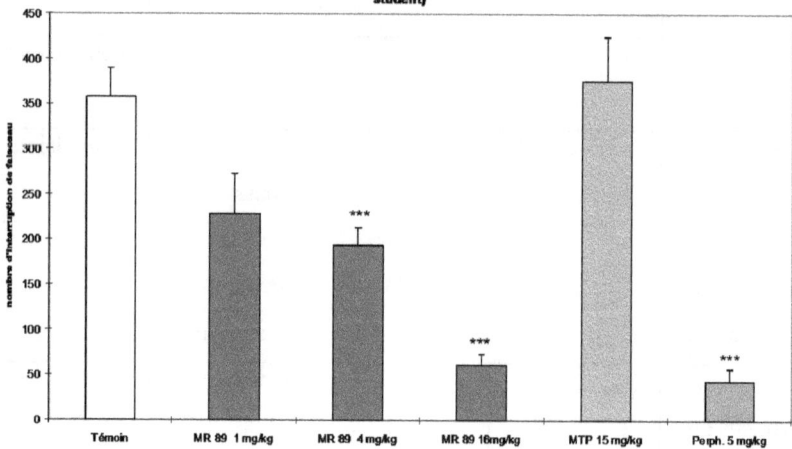

Schéma 108 : résultats du composé 108 (MR 21366)

Fig.1.Influence de doses croissantes du MR 21366 (MR 0,25-1-4-16 mg/kg) et de la perphénazine (5 mg/kg) dans le test d'actimétrie chez la souris.*p<0,05 ;**p<0,01;**p<0,001 versus témoin,

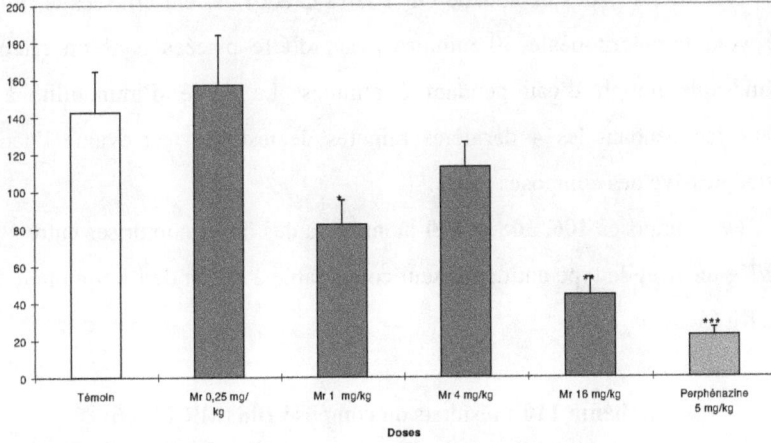

Schéma 109 : résultats du composé 110 (MR 21380)

Influence du MR 21380 (1, 4 et 16 mg/Kg), du méthylphénydate (15 mg/Kg) et de la perphénazine (5 mg/Kg) sur la motricité spontanée des souris (n=5) par groupe, ***p<0,01 versus témoin (test de student)

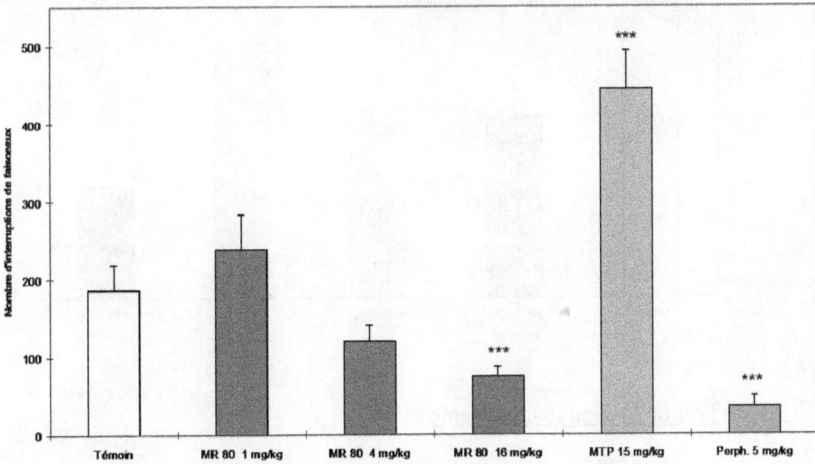

123

⇒Test de la nage forcée chez la souris : [182]

Des souris mâles de souche OF 1 (Iffa Crédo) ont été utilisées et traitées par voie intrapéritonéale 30 minutes avant d'être placées dans un récipient cylindrique rempli d'eau pendant 6 minutes. La durée d'immobilité a été quantifiée pendant les 4 dernières minutes de test. Ce test évalue l'activité antidépressive des composés testés.

Les composés **106, 108** et **110** montrent à des doses comprises entre 1 et 3 mg/Kg un effet de type antidépresseur comparable à l'effet de l'imipramine à 30 mg/Kg (Schéma 110).

Schéma 110 : résultats du composé **108** (MR 21366)

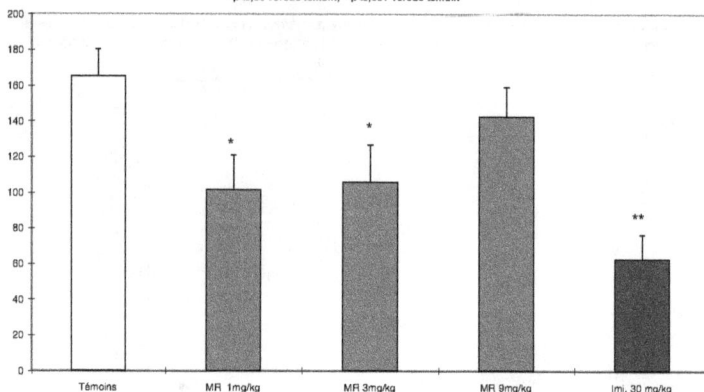

fig.2.Influence de doses croissantes du MR 21366 (MR 1,3, 9 mg/kg) et de l'Imipramine (Imi. 30 mg/kg) sur le temps d'immobilité dans le test de la nage forcée chez la souris.
*p<0,05 versus témoin, **p<0,001 versus témoin

⇒Test de la plaque chauffante : [183]

Ce test permet de mettre en évidence un éventuel caractère analgésique central des composés testés. Le protocole est celui décrit par G. Woolf et A.D. Mac Donald en 1943 [184]. Des lots de 10 souris sont sélectionnés en fonction de leur temps de léchage moyen des pattes antérieures, avant traitement, mesuré lors de 2 essais préliminaires sur une plaque chauffée à 56°C (celui-ci doit être supérieur à 4s et inférieur à 12s). Quelles que soient les doses utilisées (6,6 ; 10 ou 16 mg/Kg), les composés **106**, **108** et **110** ne semblent pas posséder d'activité antinociceptive puisqu'ils n'induisent ni une augmentation ni une diminution significative de la latence d'apparition de la sensation de douleur par comparaison avec le lot témoin.

Cependant, le composé **108** semble potentialiser les effets antinociceptifs du BIMU 1 (30 mg/Kg) et du BIMU 8 (40 mg/Kg) et ceci de manière dose dépendante (Schémas 111 et 112).

Schéma 111

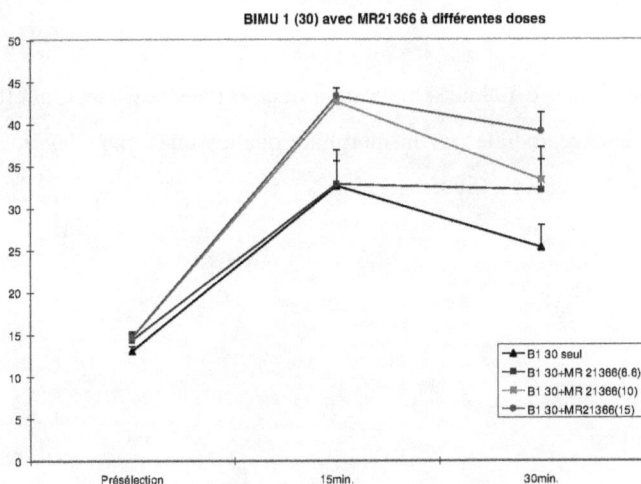

BIMU 1 (30) avec MR21366 à différentes doses

Légende :
- B1 30 seul
- B1 30+MR 21366(6.6)
- B1 30+MR 21366(10)
- B1 30+MR21366(15)

Axe des abscisses : Présélection, 15min., 30min.

Schéma 112

BIMU 8 (40) avec MR21366 à différentes doses

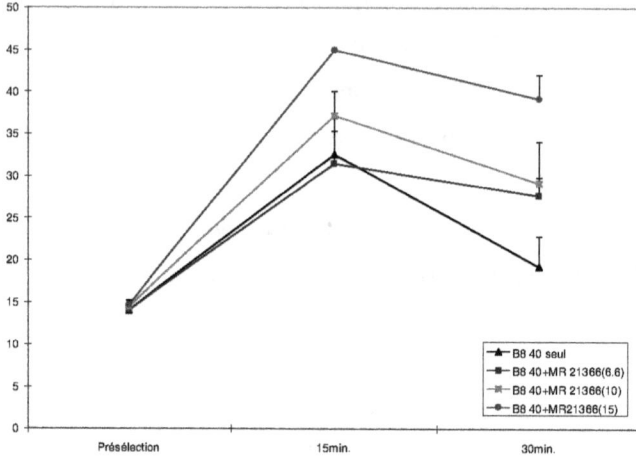

Par contre, le composé **108** ne semble avoir ni effet potentialisateur, ni effet inhibiteur sur la latence induite par la morphine quelles que soient les doses testées (6,6 ; 10 ou 16 mg/Kg), (Schéma 113).

Morphine avec MR21366 à différentes doses

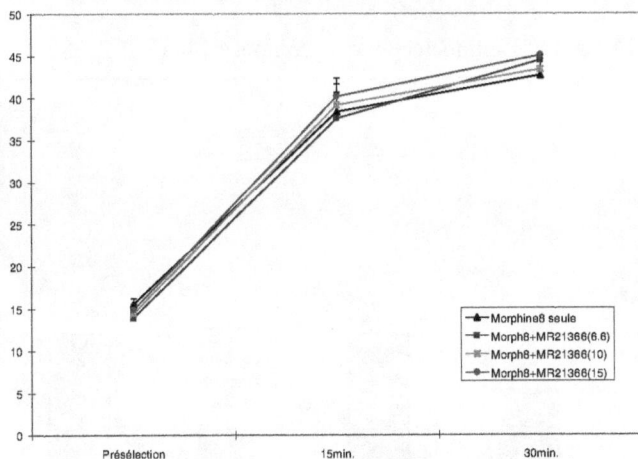

En conclusion, le composé **108** n'interfère pas avec l'analgésie induite par les opioïdes dans ce modèle d'étude, mais il est capable de potentialiser l'analgésie induite par les agonistes 5-HT$_4$ (BIMU 1 et BIMU 8). Le mécanisme de cette interaction reste à déterminer. Il apparaît toutefois que ce dérivé ne se comporte pas comme un antagoniste 5-HT$_4$ dans les conditions de l'étude.

⇒Test des constrictions abdominales ("Writhing test"): [185,186]

Des souris mâles de souche OF 1 (Iffa Crédo) sont traitées par voie intrapéritonéale par le solvant ou les produits testés, puis 30 minutes plus tard par une nouvelle injection d'acide acétique à 0,05%. Le nombre de constrictions abdominales est mesuré pendant 10 minutes. Ce test permet de vérifier si les produits testés possèdent des propriétés analgésiques viscérales.

Les résultats concernant les composés **106** et **110** montrent une activité antinociceptive à faible dose (0,1 mg/Kg), comparable à celle de l'aspirine à 15 mg/Kg (Schémas 114 et 115). Cette activité antalgique a été comparée à celle des antagonistes 5-HT$_4$, GR 125 487 et GR 113 808A dont l'activité antinociceptive aux doses de 0,1-1 mg/Kg a été évoquée dans la littérature[187].

Schéma 114 : activité antinociceptive du composé **106** (MR 21389)

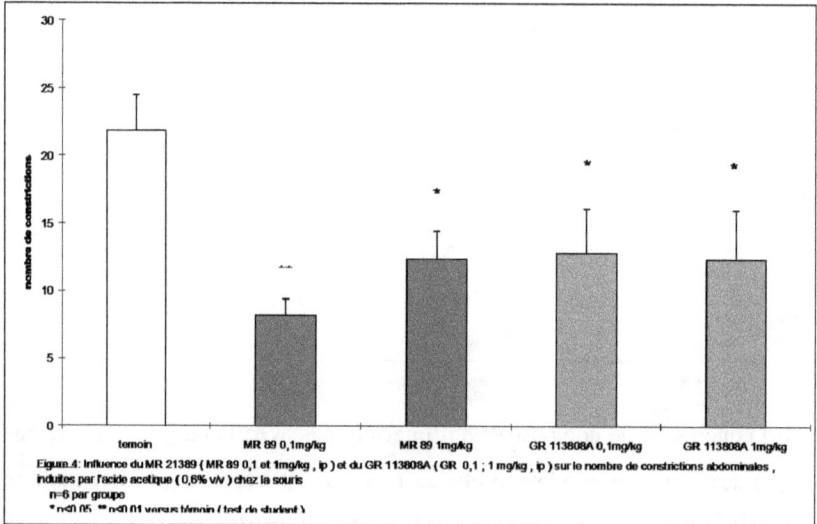

Figure.4: Influence du MR 21389 (MR 89 0,1 et 1mg/kg , ip) et du GR 113808A (GR 0,1 ; 1 mg/kg , ip) sur le nombre de constrictions abdominales , induites par l'acide acétique (0,6% v/v) chez la souris
n=6 par groupe
* p<0.05 ** p<0.01 versus témoin (test de student)

Schéma 115 : activité antinociceptive du composé **110** (MR 21380)

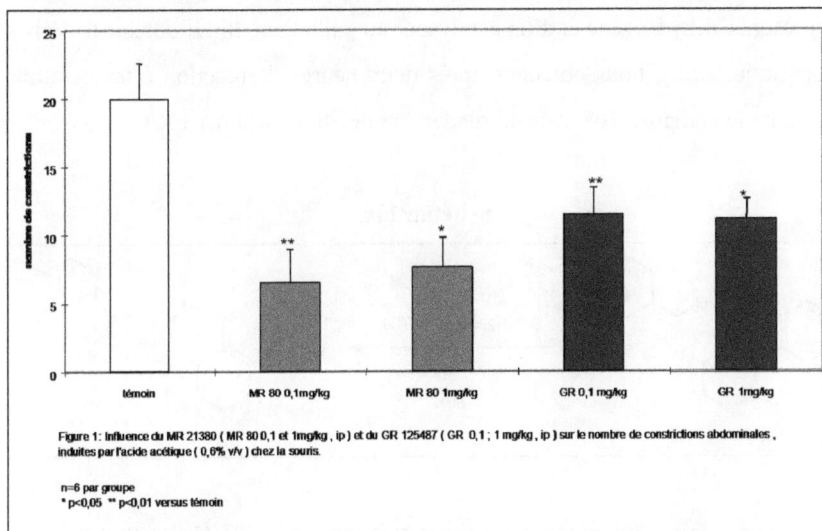

Figure 1: Influence du MR 21380 (MR 80 0,1 et 1mg/kg , ip) et du GR 125487 (GR 0,1 ; 1 mg/kg , ip) sur le nombre de constrictions abdominales , induites par l'acide acétique (0,6% v/v) chez la souris.

n=6 par groupe
* p<0,05 ** p<0,01 versus témoin

1.2.5. Radiomarquage de l'iminoéther **108**

Compte tenu de l'intérêt porté pour la tête de série considérée comme nouveau ligand des récepteurs 5-HT$_4$, nous avons réalisé son radiomarquage par le tritium afin d'accéder à un nouveau radioligand de ce type de récepteur. Ce radiomarquage est le fruit d'une collaboration entre le CERMN et le centre Cycéron. Le produit marqué au tritium pourra par la suite être administré *in vivo* afin de suivre son métabolisme dans l'organisme et de localiser les sites de fixation de la molécule sur son récepteur dans les tissus (analyses autoradiographiques).

Une étude préalable prévoit la manipulation à froid avec la synthèse des deux précurseurs possibles de la tritiation, le dérivé **104** porteur d'une chaîne propynyle et le dérivé **103** porteur d'une chaîne propényle. Les conditions de l'hydrogénation ont été réalisées et mises au point à partir du précurseur **104** sur de faibles quantités (≈ 15 mg). La réduction du dérivé propargylique est réalisée en présence d'hydrogène et d'un catalyseur au palladium afin d'obtenir le dérivé propylique. Ainsi, nous obtenons après deux heures de réaction à température ambiante le composé **108** avec un rendement de 80% (Schéma 116).

Schéma 116

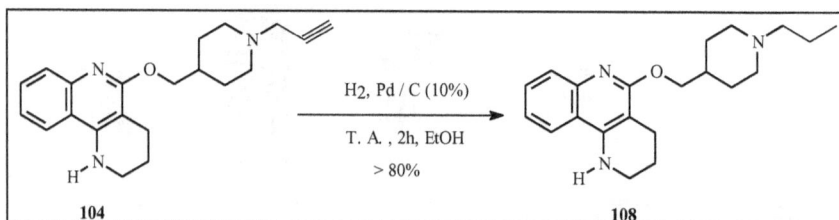

La réaction a été suivie par Chromatographie Liquide Haute Performance (CLHP) au centre Cycéron avec l'aide de F. Sobrio. La mise au point préalable (séparation et identification des produits de l'hydrogénation ainsi que du précurseur à chaîne propargylique) utilise une colonne silice en phase normale de type µPorasil 7,8 × 300 mm. Les autres caractéristiques CLHP sont les suivantes :

* CLHP : pompe CLHP Waters 501
* Détecteur : détecteur à barrette de diodes Waters 996
* Logiciel : version Millenium 3. 05-01 Waters.

Les trois produits à chaîne propargylique, allylique et propylique ont été identifiés par leur temps de rétention (TR) sur la colonne avec comme éluant le mélange acétate d'éthyle/heptane/solution B (50/50/0,3%). La solution B est constituée du mélange éthanol/éthylamine/eau (96/2/2), (Schéma 117).

⇒TR (dérivé propylique) : 56,6 min

⇒TR (dérivé allylique) : 31,8 min

⇒TR (dérivé propargylique) : 17,5 min

Schéma 117

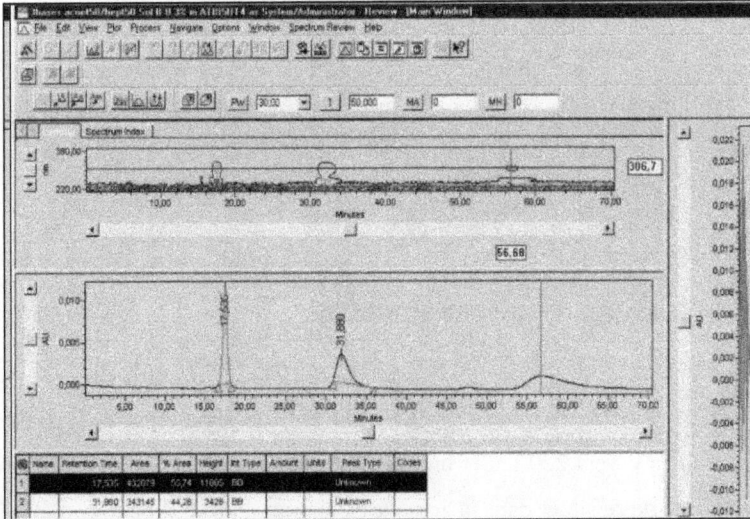

La difficulté principale dans ce travail a été la recherche du mélange d'élution constituant la phase mobile permettant une séparation optimale des trois composés.

L'hydrogénation du dérivé propargylique conduit uniquement au dérivé propylique avec une quasi absence du dérivé allylique intermédiaire comme le montre le schéma 118.

Schéma 118

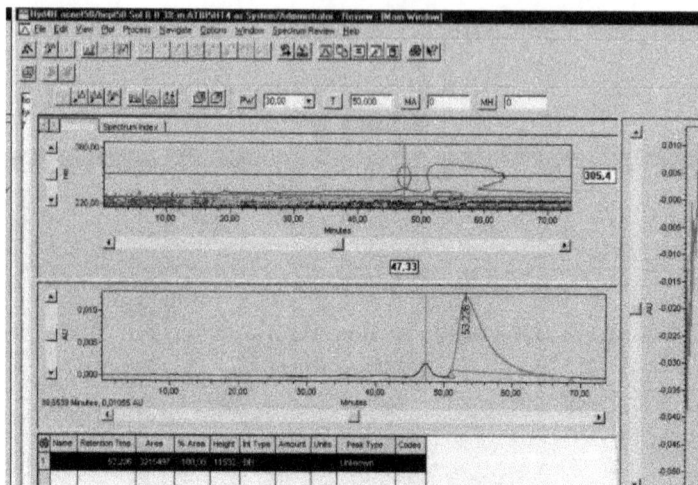

Notons que les iminoéthers **103**, **104** et **108** présentent un maximum d'absorption UV vers 220 nm et un minimum d'absorption UV vers 306 nm. Il est préférable de se situer dans la zone de minimum d'absorption afin d'éliminer les absorptions parasites dues aux solvants.

2. Recherche de nouveaux ligands des récepteurs 5-HT$_6$ et 5-HT$_7$

La distribution, principalement au niveau du système nerveux central des récepteurs 5-HT$_6$ et 5-HT$_7$, constitue une cible privilégiée dans le traitement des pathologies affectant ce système. Jusqu'à maintenant, le rôle de ces récepteurs n'est pas entièrement établi en raison du manque de ligands sélectifs, ce qui nous à conduit à tester de nombreuses molécules de références en collaboration avec le centre Cycéron. La plupart des molécules testées appartiennent à la famille des neuroleptiques et des antidépresseurs tricycliques. La connaissance des affinités des molécules de référence et des quelques ligands sélectifs de la littérature permet d'établir les requis structuraux nécessaires à l'affinité sélective pour ces récepteurs et de nous guider dans la synthèse de nouvelles molécules. Les résultats des pourcentages d'inhibition et les constantes d'inhibition des molécules de référence sont présentés en annexe.

2.1. Validation d'un nouveau modèle de ligands des récepteurs 5-HT$_7$

Au cours de ce travail de thèse, nous avons obtenu quelques dérivés présentant une affinité de l'ordre de 0,1 µM sur les récepteurs 5-HT$_7$ (Tableau 10). Les études de compétition ont été effectuées avec 2 nM de [^{3}H]-LSD sur des préparations membranaires de cerveau de cobaye.

Tableau 10

		% inhibition 5-HT$_7$	
		10^{-6}M	10^{-8}M
84		81	24
91		82	10
82		80	16
90		58	24
161		76	15
66		58	27

115		86	15
152		88	12
153		98	11
154		93	15
155		81	0

A l'heure actuelle, il n'a pas encore été établi de pharmacophore définitif pour le récepteur 5-HT$_7$. Néanmoins, au regard des résultats concernant quelques dérivés cités dans le tableau 10, de 15 molécules antagonistes (Tableau 11) et des ligands sélectifs de la littérature (SB 258 719 et DR 4004), nous pouvons suggérer quelques éléments de réponse qui semblent nécessaires à l'activité 5-HT$_7$. Ainsi, les travaux de modélisation moléculaire menés au CERMN sur l'ensemble de ces molécules ont conduit à proposer un modèle de structure suivante :

⇒ un groupe aromatique

⇒ un groupe hydrophobe

⇒ une position ionisable (atome d'azote)

⇒ un accepteur de liaison hydrogène (N, O, S)

Ces caractéristiques existent également pour d'autres récepteurs sérotoninergiques (5-HT$_1$, 5-HT$_2$, 5-HT$_3$ et 5-HT$_4$), mais l'affinité pour un type particulier de récepteur de la sérotonine dépend des distances interatomiques, de la nature des chaînes hydrophobes et du cycle plan aromatique. De ce fait, les requis structuraux nécessaires à l'activité sur les récepteurs 5-HT$_7$ en ce qui concerne les lactames sont :

⇒une structure de base hétérocyclique.

⇒un atome d'azote basique séparé de la structure hétérocyclique par un chaînon à 4 carbones, cet atome d'azote pouvant être substitué par un groupement encombrant de nature aromatique ou non.

les requis structuraux nécessaires à l'activité sur les récepteurs 5-HT$_7$ en ce qui concerne les amidines et le thioimioéther **115** sont :

⇒une structure de base hétérocyclique.

⇒un atome d'azote basique séparé de la structure hétérocyclique par un chaînon de 2 à 3 carbones, cet atome d'azote pouvant être substitué ou non par des radicaux méthyles.

La comparaison des ligands sélectifs SB 258 719 et DR 4004 avec les molécules de référence et celle du tableau 11 montre la nécessité d'une partie aromatique lipophile mono (phényle), bi (naphtyle) ou tricyclique (phénothiazine, imipramine, dibenzodiazépine, dibenzothiépine) possédant une chaîne latérale aminoalkyle de 2 à 4 carbones.

Tableau 11 : affinités de divers antagonistes 5-HT$_7$

		[1]pKi h5-HT$_{7(b)}$	[1]pKi h5-HT$_{7(a)}$	[2]pKi gp5-HT$_{7(a)}$
Méthiothépine		8,87	9,0	8,4
Métergoline		8,45	8,5	8,2
Pirenpérone		8,19		
Méthysergide		7,57	7,7	7,7
Spipérone		7,65	7,0	7,3
Mésulergine		7,87	8,2	7,8
Clozapine		7,62		7,3
Ritansérine				7,3
Kétansérine		6,44	5,9	6,2

Cyproheptadine					6,9
Prazozine		4,80			
Pindolol		<5			
Miansérine		7,32	7,0	7,0	
Halopéridol		6,30			

(1) cellules HEK 293, [^{3}H] 5-CT

(2) cellules CHO-KL, [^{3}H] 5-CT

2.1.1. Ebauche d'un pharmacophore à partir du ligand SB 258 719

En ce qui concerne le lactame **155**, il semble que l'allongement de la chaîne carbonée fait perdre l'activité à 10^{-8}M (chaînon à 5 carbones). D'autre part, le groupement sulfoxyde du composé sélectif SB 258 719 ne semble pas indispensable dans l'affinité sélective au récepteur 5-HT$_7$ car il est retrouvé dans les ligands 5-HT$_1$. Néanmoins, il pourrait servir d'accepteur potentiel de liaison hydrogène puisqu'il est localisé à proximité du cycle aromatique (3,88 □). De plus, il pourrait servir de pivot angulaire en orientant la chaîne latérale dans la poche du récepteur. L'azote du groupement sulfonamide est le second site possible retenu comme accepteur de liaison hydrogène situé à 3,96 □ du cycle aromatique. La nature du cycle plan aromatique de ce composé ne fait pas varier son activité sur les récepteurs 5-HT$_7$[170] car il peut être de type naphtyle ou phényle. La nature du groupement hydrophobe de la chaîne latérale contenant une position ionisable potentielle sur l'azote du cycle pipéridinique à 7,41 □ par rapport au cycle aromatique joue probablement un rôle important dans la liaison au récepteur.

La découverte récente du dérivé SB 269 970 apporte un complément d'information sur les requis structuraux des récepteurs 5-HT$_7$. Plusieurs remarques importantes peuvent être posées :

- La présence d'un cycle pyrrolidinique à la place des deux méthyles permet d'orienter la chaîne latérale dans une conformation optimale pour la liaison aux récepteurs 5-HT$_7$ (stéréochimie R de la chaîne latérale).

- La présence d'un radical polaire tel qu'un hydroxyle à la place d'un méthyle conduit à une augmentation de l'affinité sur les récepteurs 5-HT$_7$, ce qui suggère une interaction favorable avec le site de liaison des récepteurs 5-HT$_7$ probablement par formation d'une liaison hydrogène supplémentaire.

En conclusion, les données fournies par l'analyse de 15 molécules et le composé SB 258 719, ont permis d'établir l'ébauche d'un pharmacophore d'antagoniste avec des distances établies par les données cristallographiques :

⇒ une distance de 7,5 □ entre le cycle aromatique et la position ionisable de la chaîne hydrophobe.

⇒ une distance de 5 □ entre le cycle aromatique et l'hétéroatome accepteur de liaison hydrogène.

2.2. Premiers résultats pharmacologiques sur les récepteurs 5-HT$_6$

La comparaison en terme de relation structure-activité entre les ligands sélectifs Ro 04-6790, Ro 63-0563 et SB-271046 et les molécules de référence testées montre qu'il est nécessaire qu'il y ait deux centres aromatiques séparés par un ou plusieurs hétéroatomes de type sulfonamide, soufre (phénothiazines, dibenzothiépine), ou azote (imipraminiques).

En ce qui concerne la chaîne latérale, elle doit être de type méthylpipérazine ou aminoalkylamine avec préférentiellement deux atomes d'azote séparés par une chaîne de 3 ou 4 carbones. Dans le cas où l'azote extracyclique porte deux radicaux méthyles à l'extrémité de la chaîne, nous constatons que la présence d'un radical méthyle en milieu de chaîne augmente l'affinité pour le récepteur 5-HT$_6$ de 2 log, Trimipramine (Ki = 10^{-8}M) > Imipramine (Ki = 10^{-6}M), (cf annexe).

Les meilleurs résultats concernant l'activité des produits synthétisés dans cette thèse sur les récepteurs 5-HT$_6$ sont présentés dans le tableau 12. Les études de compétition ont été effectuées avec 2 nM de [^{3}H]-LSD sur des préparations membranaires de striatum de cobaye.

Tableau 12

		% inhibition 5-HT$_6$	
		10^{-6}M	10^{-8}M
123		65	4
64		79	0
65		75	0
158		100	0
159		94	5
157		94	39

Le composé **157** est celui qui possède la meilleure affinité sur le récepteur 5-HT$_6$ parmi tous les dérivés testés avec un Ki de l'ordre de 10^{-7}M. Cependant, il n'est pas très sélectif puisqu'il possède une affinité similaire sur les récepteurs 5-HT$_7$ (cf annexe).

2.2.1. Relation "structure-activité" des sulfonamides dérivés de diamines

La synthèse de la diamine **JR 435** par Renault avait initialement montré une activité intéressante sur le récepteur 5-HT$_6$ (97% à 10^{-6}M et 10% à 10^{-8}M ; Ki = 3,78 x 10-8 M), ce qui l'a amené à établir les remarques suivantes :

- Il apparaît que l'augmentation de l'encombrement stérique en ortho du groupement sulfonamide améliore l'affinité pour le récepteur 5-HT$_6$. Ceci devra être confirmé.

- La longueur de la chaîne aminée peut être facilement modifiée selon la méthode de synthèse décrite afin de déterminer la longueur optimale de celle-ci.

- La présence de l'amine libre en bout de chaîne permet d'envisager un grand nombre de modifications fonctionnelles, ce qui a été envisagé dans ma série benzo[h][1,6]naphtyridine.

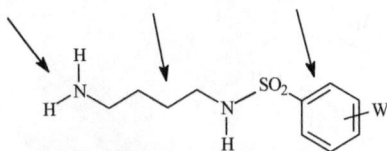

Les flèches indiquent les modulations possibles à partir du composé **JR 435**

CONCLUSION ET PERSPECTIVES

Ce travail de thèse nous a permis de synthétiser de nombreux dérivés originaux en série tricyclique (benzo[*h*][1,6]naphtyridine et azépino[3,2-*c*]quinoléine) et tétracyclique (dibenzo[*b,h*][1,6]naphtyridine et naphto[2,3-*h*][1,6]naphtyridine).

Ces nouveaux systèmes hétérocycliques qui sont issus d'une réaction de réarrangement complexe ont été valorisés en pharmacochimie par une série de réactions de substitutions nucléophiles sur l'atome de chlore.

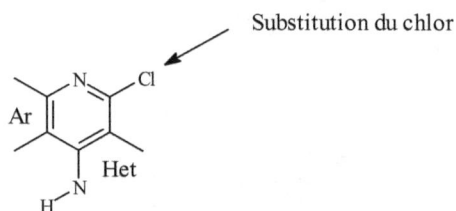

Substitution du chlor

D'autre part, nous avons exploré la réactivité du lactame en série benzo[*h*][1,6]naphtyridine qui a montré qu'il est possible de réaliser des substitutions nucléophiles avec des halogénures d'alkyles sur l'azote N6

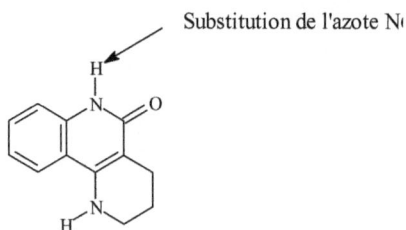

Substitution de l'azote N

L'ensemble des composés obtenus a fait l'objet d'une étude pharmacologique approfondie par des tests *in-vitro* sur les récepteurs 5-HT$_4$, 5-HT$_6$ et 5-HT$_7$, rendue possible par l'installation d'un atelier de "binding" (ATBI).

La comparaison des résultats permet de procéder judicieusement à de fines pharmacomodulations qui orientent l'affinité et la sélectivité pour tel ou tel sous-type réceptoriel.

En ce qui concerne les récepteurs 5-HT$_4$, il apparaît que les iminoéthers de la série des benzo[h][1,6]naphtyridine et azépino[3,2-c]quinoléine présentent des affinités homogènes 10^{-8}M<Ki<10^{-9}M sur ces récepteurs. Devant l'intérêt accordé à cette découverte, des tests *in-vivo* sont actuellement en cours pour définir leur profil pharmacologique et leur éventuelle application en thérapeutique. Les premiers résultats montrent un effet antalgique périphérique de ces ligands 5-HT$_4$ comparable à l'action du tegaserod récemment mis sur le marché. Ce produit est préconisé dans le syndrome du côlon irritable chez la femme. Grâce à son action sur les récepteurs 5-HT$_4$, tegaserod (zelmac®) soulage les douleurs abdominales. Une étude de radiomarquage du composé leader **108** a été conduite au centre Cycéron dans le but d'obtenir un nouveau radioligand.

Ligand 5-HT$_4$ radiomarqué*

108*

En ce qui concerne les récepteurs 5-HT$_6$, nous n'avons à ce jour qu'un seul produit qui montre une affinité non négligeable, mais qui n'est malheureusement pas sélectif puisqu'il est actif sur les récepteurs 5-HT$_4$ et 5-HT$_7$.

En ce qui concerne les récepteurs 5-HT$_7$, nous avons synthétisé des composés analogues au DR 4004 en partant du lactame en série benzo[*h*][1,6]naphtyridine. Ces composés montrent également une affinité modérée mais pas très sélective. Dans cette série, le thioiminoéther **115** n'est pas dénué d'affinité sur les récepteurs 5-HT$_7$.

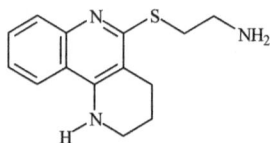

115

Les perspectives en pharmacochimie qui s'ouvrent à la suite de ces travaux vont consister à affiner la pharmacomodulation à adopter pour la recherche de ligands plus affins et plus sélectifs des récepteurs 5-HT$_6$ et 5-HT$_7$.

- Recherche de ligands 5-HT$_6$:

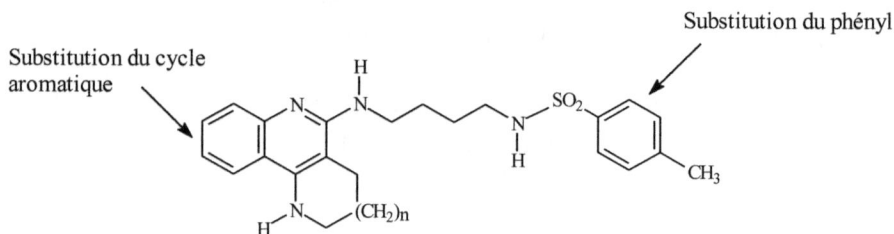

- Recherche de ligands 5-HT$_7$:

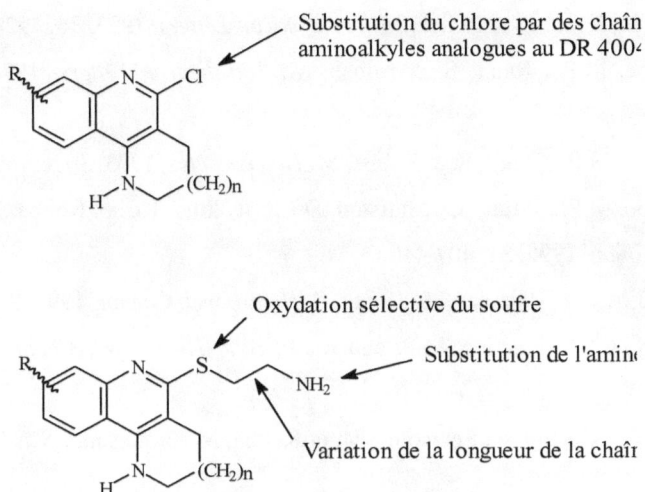

Substitution du chlore par des chaîn
aminoalkyles analogues au DR 400∠

Oxydation sélective du soufre

Substitution de l'amine

Variation de la longueur de la chaîr

L'obtention d'un groupement de type sulfoxyde serait intéressant puisque cet élément est présent dans la structure du composé SB 258 719 à proximité du centre aromatique. Cet élément semble participer à l'orientation de la géométrie de la chaîne latérale dans une conformation optimale pour le récepteur 5-HT$_7$.

BIBLIOGRAPHIE

1- Rault, I. ; Rault, S. et Robba, M. *Tetrahedron Letters*, **1993**, 34, 1929-1930

2- Foloppe, M.P. ; Rault, S. et Robba, M. *Tetrahedron Letters*, **1993**, 33 (4), 2803

3- Foloppe, M.P. ; Rault, S. et Robba, M. *Heterocycles*, **1993**, 36, 63-69

4- Foloppe, M.P. ; Rault, S. ; Thurston, D.E. ; Jenkins, T.C. et Robba, M. *Eur. J. Med. Chem.* **1996**, 31, 407-410

5- Gillard, A.C. ; Alkhader, M. ; Rault, S. *Heterocycl. Comun.* **1996**, 2, 409-414

6- Gillard, A.C. ; Foloppe, M.P. and Rault, S. *J. Heterocycl. Chem.* **1997**, 34, 445-451

7- Rault, S. ; Cugnon de Sévicourt, M. et Robba, M. *C. R. Acad. Sci.* **1977**, 284, 533

8- Rault, S. ; Cugnon de Sévicourt, M. et Robba, M. *C. R. Acad. Sci.* **1977**, 25, 381

9- Rault, S. ; Cugnon de Sévicourt, M. et Robba, M. *C. R. Acad. Sci.* **1978**, 287, 177

10- Rault, S. ; Cugnon de Sévicourt, M. ; Nguyen Huy Dung et Robba, M. *Tetrahedron Letters*, **1979**, 643

11- Rault, S. ; Cugnon de Sévicourt, M. et Robba, M. *Heterocycles*, **1979**, 12, 1009

12- Nguyen Huy Dung, Rault, S. et Robba, M. *Acta Cryst.* **1979**, 835, 1290

13- Rault, S. ; Cugnon de Sévicourt, M. ; El Kashef, H. et Robba M. *C. R. Acad. Sci.* **1980**, 14, 290, 169

14- Rault, I. ; Foloppe, M.P. ; Rault, S. et Robba M. *Heterocycles*, **1993**, 36 (9), 2059-2063

15- Rault, I. ; Foloppe, M.P. ; Rault, S. et Robba M. *Heterocycles*, **1994**, 38 (4), 811-818

16- Boulouard, M. ; Rault, S. ; Dallemagne, P. et Robba, M. *Heterocycles*, **1995**, 41 (3), 515-522

17- Boulouard, M. ; Rault, S. ; Alsaïdi, A. ; Dallemagne, P. et Robba, M. *J. Heterocycl. Chem.* **1995**, 32, 1719-1724

18- Foloppe, M.P. ; Sonnet, P. ; Rault, S. et Robba, M. *Tetrahedron Letters*, **1995**, 36, 3127-3128

19- Boulouard, M. ; Rault, S. ; Dallemagne, P. et Robba, M. *J. Heterocycl. Chem.* **1996**, 33, 275-279

20- Boulouard, M. ; Dallemagne, P. ; Asaïdi, A. and Rault, S. *J. Heterocycl. Chem.* **1996**, 33, 1743-1748

21- Boulouard, M. ; Dallemagne, P. ; and Rault, S. *J. Heterocycl. Chem.* **1997**, 34, 1219-1225

22- Rault, S. ; Boulouard, M. ; Dallemagne, P. ; Robba, M. ; Guardiola, B. et Devissaguet, M. *Eur. Pat. Appl.* EP446133, C.A. **1991**, 115, 23.875

23- Rault, S. ; Boulouard, M. ; Foloppe, M.P. ; Robba, M. ; Devissaguet, M. et Guardiola, B. *Eur. Pat. Appl.* EP446140, C.A. **1992**, 116, 5.785

24- Rault, S. ; Boulouard, M. ; Robba, M. ; Devissaguet, M. et Guardiola, B. *Eur. Pat. Appl.* EP400822, C.A. **1992**, 115, 7.868

25- Boulouard, M. ; Rault, S. ; Alsaïdi, A. ; Dallemagne, P. and Rault, S. *J. Heterocycl. Chem.* **1996**, 33, 87-91

26- Rault, S. ; Lancelot, J.C. ; Pilo, J.C. ; Prunier, H. et al. *Brevet européen*, **1993**, N° 573360

27- Robba, M. ; Rault, S. ; Lancelot, J.C. ; Prunier, H. et al. *Brevet européen*, **1994**, N° 623620

28- Rault, S. ; Pilo, J.C. ; Lancelot, J.C. ; Robba, M. *Brevet européen*, **1993**, N° 934014168

29- Effi, Y. ; Lancelot, J.C. ; Rault, S. et Robba, M. *J. Heterocycl. Chem.* **1987**, 24, 431

30- Prunier, H. ; Besret, L. ; Dauphin, F. ; Lancelot, J.C. ; Bureau, R. ; Rault, S. *Pharmaceutical Sciences*, **1997**, 3, 1-4

31- Lancelot, J.C. ; Ladurée, D. ; Robba, M. *Chem. Pharm. Bull.* **1985**, 33 (10), 4242-4246

32- Rault, S. ; Lancelot, J.C. ; Prunier, H. ; Robba, M., et al. *Brevet européen*, **1994**, N° 944008812

33- Prunier, H. ; Rault, S. ; Lancelot, J.C. ; Robba, M. ; Renard, P. ; Delagrange, P. ; Pfeiffer, B. ; Caignard, D.H. ; Guardiola-Lemaître, B. ; Hamon, M. *J. Med. Chem.* **1997**, 40 (12), 1808-1819

34- Effi, Y. ; Cugnon de Sévicourt, M. ; Rault, S. ; Robba, M. *Heterocycles*, **1981**, 16, 1519

35- Rault, S. ; Effi, Y. ; Lancelot, J.C. ; Robba, M. *Heterocycles*, **1986**, 24, 575

36- Lancelot, J.C. ; Rault, S. ; Nguyen, H.D. ; Robba, M. *Chem. Pharm. Bull.* **1983**, 31, 3160-3167

37- Fabis, F. ; Jolivet-Fouchet, S. and Rault, S. *Tetrahedron*, **1999**, 55, 6167-6174

38- Lancelot, J.C. ; Letois, B. ; Saturnino, C. ; Rogosca, M. ; Rault, S. ; Robba, M. *J. Heterocycl. Chem.* **1994**, 31, 501-504

39- Rault, S. ; Lancelot, J.C. ; Effi, Y ; ; Robba, M. *Heterocycles*, **1983**, 20, 477-480

40- Wocjicik-Laporte, C. ; Godard, A.M. ; Rault, S., Robba, M. *Heterocycles*, **1985**, 23, 1471

41- Rault, S. ; Lancelot, J.C. ; Prunier, H. ; Robba, M. et al. *Brevet européen*, **1995**, N° 9415431

42- Rault, S. ; Cugnon de Sévicourt, M. ; Godard, A.M. ; Robba, M. *Tetrahedron Letters*, **1985**, 26, 2305-2308

43- Bouyazza, L ; ; Lancelot, J.C. ; Rault, S. ; Robba, M. ; Quermone, M.A. *J. Heterocycl. Chem.* **1991**, 28, 373-377

44- Rault, S. ; Lancelot, J.C. ; Bouyazza, L. ; Robba, M. ; Quermone, M.A. ; Nammathao, N. ; Louchahi-Raoul, J. ; Marcy, R. *Eur. J. Med. Chem.* **1991**, 26 (9), 936-946

45- Goldberg, T.E. ; Greenberg, R.D. ; Griffin, S.J. ; Gold, J.M. ; Kleinman, J.E. ; Pickar, D. ; Schulz, S.C. and Weinberg, D.R. *Br. J. Psychiatry*, **1993**, 162, 43-48

46- Hunziger et al, *Helv. Chem. Acta.* **1967**, 50, 1588

47- Schmutz ; Hunziger. **1970**, *US Pat.* N° 3539573

48- Fitton, A. et Heel, R.C. *Drugs*, **1990,** 40 (5), 722-747

49- CATALYST v3.1, Molecular Simulations, Inc., Burlington, MA. **1993**.

50- Daveu, C. ; Bureau, R. ; Baglin, I. ; Prunier, H. ; Lancelot, J-C. ; Rault, S. *J. Chem. Inf. Comput. Sci.* **1999**, 39 (2), 362-369

51- Roth, B.L. ; Craigo, S.C. ; Choudhary, M.S. ; Uluer, A. ; Monsma, F.J. Jr, Shen, Y. ; Meltzer, H.Y. et Sibley D.R. *J. Pharmacol. Exp. Ther.* **1994**, 268 (3), 1403-1410

52- Monsma, F.J. Jr ; Shen, Y. ; Ward, R.P. ; Hamblin, M.W. ; Sibley, D.R. *Mol. Pharmacol.* **1993**, 43, 320-327

53- Rault, S. ; Lancelot, J.C. ; Lemaître, S. ; Dauphin, F. ; Boulouard, M. ; Dumuis, A. *Brevet français*, **1999**, N° 9910663

54- Petrow, *J. Chem. Soc.* **1947**, 634

55- Moore, Kornreich, *Tetrahedron Letters*, **1963**, 1277

56- Leimgruber, W. ; Stefanovic, V. ; Schenker, F. ; Karr, A. ; Berger, J. *J. Am. Chem. Soc.* **1965**, 87, 5791

57- Leimgruber, W. ; Batcho, A.D. ; Schenker, F. ; *J. Am. Chem. Soc.* **1965**, 87, 5793

58- Wright, W.B.Jr. ; Brabander, H.J. ; Greenblatt, E.N. ; Day, I.P. ; Hardy, R.A.Jr. *J. Med. Chem.* **1978**, 21, 1087

59- Reed, J.N. ; Snieckus, V. *Tetrahedron Letters*, **1984**, 25, 5505

60- Schultz, A.G. ; Mc Closkey, P.J. ; Sundararaman, P. ; Springer, J.P. *Tetrahedron Letters*, **1985**, 26, 1619

61- Jones, G.B. ; Daney, C.L. ; Jenkins, T.C. ; Kamal, A. ; Kneale, G.G. ; Neidle, S. ; Webster, G.D. ; Thurston, D.E. ; *Anti-cancer drug design*, **1990**,5, 249

62- Mori, M. ; Kimura, M. ; Uozumi, Y. ; Born, Y. ; *Tetrahedron Letters*, **1985**, 26, 5947

63- Rault, S. ; Derobert, M. *Eur. Pat. Appl.* 0595084 A1. **1993**

64- Baronnet, R. ; Callendret, R. ; Blanchard, L ; ; Foussard-blanpin, O. ; Bretaudeau, J. *Eur. J. Med. Chem. Chim. Ther.* **1983**, 18 (3), 241-247

65- Kamal, A. ; Thurston, D.E. *Tetrahedron Lett.* **1989**, 30, 6221-6222

66- Thurston, D.E. ; Bose, D.S. *Chem. Reviews*, **1994**, 94, 433-467

67- Thurston, D.E. ; Bose, D.S. ; Howard, P.W. ; Jenkins, T.C. ; Leoni, A. ; Baraldi, P.G. ; Guiotto, A. ; Cacciari, B. ; Kelland, L.R. ; Foloppe, M.P. ; Rault, S. *J. Med. Chem.* **1999**, 42, 1951-1964

68- Wright, W.B. *U.S. Pat.* **1976**, N° 3947408

69- Rault, S. ; Gillard, A.C. ; Foloppe, M.P. ; Robba, M. *Tetrahedron Letters*, **1995**, 36 (37), 6673-6674

70- Gillard, A.C. ; Fabis, F. ; Jolivet-Fouchet, S. and Rault, S. *Tetrahedron Letters*, **1997**, 38 (13), 2271-2274

71- Gillard, A.C. ; Fabis, F. ; Hinschberger, A. ; Boulouard, M. ; Jolivet-Fouchet, S. and Rault, S. *Pharmaceutical Sciences*, **1997**, 3, 1-4

72- Bowden, K. ; Heilbron, I.M. ; Jones, E.R.H. ; Weedon, B.C.L. *J. Chem. Soc.* **1946**, 39

73- Rault, S. ; Prunier, H. Communication personnelle

74- Bureau, I. ; Chardon, J. ; Leclaire, A. ; Hinschberger, A. ; Rault, S. *Acta Cryst.* **1999**, C55, part 4, IUC 9900022

75- Renault, J. ; Carton, J.C. *C. R. Acad. Sci.* Ser. C **1996**, 262, 1161-1164

76- Hinschberger, A. ; Gillard, A.C. ; Bureau, I. ; Rault, S. *Tetrahedron*, **2000**, 56, 1361-1367

77- Carey, F.A. ; Giuliano, R.M. *J. Org. Chem.* **1981**, 46, 1366-1371

78- Kobayashi, Y. ; Kumadadi, I. ; Morinaga, K. *Chem. Pharm. Bull.* **1969**, 17 (7), 1511-1514

79- Hamada, Y. ; Takeuchi, I. *Chem. Pharm. Bull.* **1971**, 19 (9), 1857-1862

80- Hamada, Y. ; Takeuchi, I. ; Hirota, M. *Chem. Pharm. Bull.* **1974**, 22 (3), 485-492

81- Godard, A. ; Quéguiner, G. *J. Heterocycl. Chem.* **1982**, 19, 1289-1296

82- Erba, E. ; Pocar, D. ; Trimarco, P. *J. Chem. Soc.* Perkin Trans.1, **1998**, 3535-3539

83- Allen, C.F.H. and Bell, A. *Org. Synth.* **1942**, 22, 19-23

84- Taffarel, E. ; Chirayil, S. and Thummel, R.P. *J. Org. Chem.* **1994**, 59 (4), 823-828

85- Coppola, G.M. Synthesis, **1980**, 505-536

86- Unangst, P.C. ; Brown, R.E. ; Fabian, A. and Fontseré, F. *J. Heterocycl. Chem.* **1979**, 16, 661-666

87- Althuis, T.H. ; Moore, P.F. and Hess H.J. *J. Med. Chem.* **1979**, 22 (1), 44-47

88- Kumar P.R. and Reddy, M.S. *Synth. Commun.* **1992**, 22 (17), 2499-2508

89- Coppola G.M. ; Mansukhani, R.I. . *J. Heterocycl. Chem.* **1978**, 15, 1169-1173

90- Bredt, J. ; Hof, H. Ber. Dtsch. Chem. Ges. **1900**, 33, 27

91- Pfitzner K.E. and Moffatt, J.G. *J. Am. Chem. Soc.* **1965**, 87 (24), 5661-5678

92- Moffatt, J.G. ; Agustine, R.L. ; Trecker, D.J. ; Dekker, M. *In oxydation*, **1971**, 2, p 12

93- Wardle K.A. ; Ellis, E.S. ; Baxter, G.S. ; Kennett, G.A. ; Gaster, L.M. ; Sanger, G.J. *Br. J. Pharmacol.* **1994**, 112, 789-794

94- Crider, A.Michael. ; Lamey, Randall. ; Floss, Heinz G. ; Cassady, John M. ; Bradner, William J. *J. Med. Chem.* **1980**, 23, 848-851

95- Gaster, L.M. ; Jennings, A.J. ; Joiner, G.F. ; King, F.D. ; Mulholland, K.R. ; Rahman, S.K. ; Starr, S. ; Wyman, P.A. ; Wardle, K.A. ; Ellis, E.S. and, Sanger, G.J. *J. Med. Chem.* **1993**, 36, 4121-4123

96- Duvet, G. *Thèse de chimie*, Université de Rouen, **2000**, p104

97- Baglin, I. *Thèse de chimie*, Université de Caen, **1999**, p108

98- Hung, T.V. ; Mooney, B.A. ; Prager, R.H. ; Tippet, J.M. *Aust. J. Chem.* **1981**, 34, 383-395

99- Furukawa, N. ; Takahashi F. ; Kawai, T. ; Kishimoto, K. ; Ogawa, S. And Oae, S. *Phosphorus and Sulfur*, **1983**, 16, 167-180

100- Leonard, N.J. and Johnson, C.R. ; *J. Org. Chem.*, **1962**, 27, 282-284

101- Craig, J.C. and Purushothaman, K.K. *J. Org. Chem.*, **1970**, 35, 1721-1722

102- Cope, A.C. ; Foster, T.T. and Towle, P.H. *J. Am. Chem. Soc.* **1949**, 71, 3929-3935

103- Cope, A.C. ; Trumbull, E.R. *Org. React.* **1960**, 11, 317

104- Katritzky, A.R. *Quart. Rev.* **1956**, 10, 395

105- Hoffman, J.M. ; Smith, A.M. ; Rooney, C.S. ; Fischer, T.E. ; *J. Med. Chem.* **1993**, 36, 953-966

106- Kikuchi, C. ; Nagaso, H. ; Hiranuma, T. ; Koyama, M. *J. Med. Chem.* **1999**, 42, 533-535

107- Fabis, F. *Thèse de chimie*, Université de Caen, **2000**

108- Hinschberger, A. ; Gillard, A.C. ; Dauphin, F. and Rault, S. *Pharm. Pharmacol. Commun.* **2000**, 6, 67-71

109- Sleight, A.J. ; Boess, F.G. ; Bös, M. ; Levet-Trafit, B. ; Riemer C. and Bourson, A. *Br. J. Pharmacol.* **1998**, 124, 556-562

110- Boess, F.G. ; Riemer, C. ; Bös, M. ; Bentley, J ; ; Bourson, A. ; Sleight, A.J. *Mol Pharmacol.* **1998**, 54 (3), 577-583

111- Bromidge, S.M. ; Brown, A.M. ; Clarke, S.E. ; Dodgson, K. ; Gager, T. ; Grassman, H.L ; Jeffrey, P.M. ; Joiner, G.F. ; King, F.D. ; Middlemiss, D.N. ;

Moss, S.F. ; Newman, H. ; Riley, G. ; Routledge, C. and Wyman, P. *J. Med. Chem.* **1999**, 42 (2), 202-205

112- Proudfoot, J.R. *Bioorg. Med. Chem. Lett.* **1995**, 2, 163-166

113- Masse, J. *Synthesis*, **1977**, 5, 341-342

114- Zujewska, T. ; Bachowska, B. *Aust. J. Chem.* **1996**, 49, 523

115- Sliwa, W. ; Mlochowski, *Rocz. Chem.* **1976**, 50, 695

116- Hinschberger, A. *Thèse d'exercice de Pharmacie*, Université de Caen, **1998**

117- Rapport, M.M. ; Green, A.A. et Page, J.H. *J. Biol. Chem.* **1948**, 176, 1243-1251

118- Twarog, B.M. et Page J.H. *J. Physiol.* **1953**, 175, 157-161

119- Hoyer, D. ; Clarke, D.E. ; Fozar, J.R. ; Hatzig, P.R. ; Graeme, R.M. et al, *Pharmacol. Rev.* **1994**, 46 (2), 157-203

120- Hoyer, D. ; Martin, R.M. *Behavioural Brain Research*, **1996**, 73, 263-268

121- Branchek, T.A. *The Neurosciences*, **1995**, 7 (3), 375-382

122- Fontaine, J. *J. Pharm. Belg.* **1996**, 51 (3), 141-151

123- Leonard, B.E. *Psychother. Psychosom.* **1996**, 65, 66-75

124- Sleight, A.J. ; Boess, F.G. ; Bourson, A. ; Sibley, D.R. ; Monsma, F.J.Jr. *Neurotransmissions*, **1995**, 11 (3), 1-16

125- Dumuis. A. ; Bouhelal, R. ; Sebben, M. et al. *Mol. Pharmacol.* **1988**, 34, 880-887

126- Bockaert, J. ; Sebben, M. ; Dumuis, A. *Mol. Pharmacol.* **1989**, 37, 408-411

127- Gerald, C. ; Adham, N. ; Kao, H.T. ; Olsen, M.A. ; Laz, T.M. ; Schechter, L.E. ; Bard, J.A. ; Vaysse, P.J. ; Hartig, P.R. ; Branchek, T.A. et al, *EMBO J.* **1995**, 14 (12), 2806-2815

128- Blondel, O. ; Vandecastale, G. ; Gastineau, M. ; Leclere, S. ; Dahmoune, Y. ; Langlois, M. ; Fishmeister, R. *FEBS Lett.* **1997**, 412, 465-474

129- Arranz, B. ; Rosel, P. ; San, L. *J. Neural. Transm.* **1998**, 105 (6-7), 575-586

130- Matsuyama, S. ; Sakiyama, H. ; Nei, K. ; Tanaka, C. *J. Pharmacol. Exp. Ther.* **1996**, 276, 989

131- Villalon, C.M. ; den Boer, M.O. ; Heiligers, J.P.C. ; Saxena, P.R. *Br. J. Pharmacol.* **1990**, 100, 665

132- Candura, S.M. ; Messori, E. ; Fraceschetti, G.P. ; D'Agostino, G. ; Vicini, D. ; Tagliani, M. ; Tonini, M. *Br. J. Pharmacol.* **1996**, 118, 1965

133- Eglen, R.M. ; Wong, E.H.F ; Dumuis, A. ; Bockaert, J. *Trends. Pharmacol. Sci.* **1995**, 16, 391

134- Marchetti-Gauthier, E. ; Roman, F.S. ; Dumuis, A. ; Bockaert, J. ; Soumireu-Mourat, B. *Neuropharmacology,* **1997**, 36, 697-706

135- Meneses, A. *Rev. Neurosci.* **1998**, 9 (4), 275-289

136- Buchheit, K.H. ; Klein, F. ; Klöppner, E. ; Pfannkuche, H.-J. ; Mattes, H. *Biomed. Chem. Lett.* **1995**, 5 (21), 2495-2500

137- Kakigami, T. ; Usui, T. ; Tsukamoto, K. *Chem. Pharm. Bull.* **1998**, 46 (1), 42-52

138- Suzuki, T. ; Imanishi, N. ; Itakana, H. *Chem. Pharm. Bull.* **1998**, 46 (7), 1116-1124

139- Nagakura, Y. ; Akuzawa, S. ; Miyata, K. *Pharmacol. Res.* **1999**, 39 (5), 375-382

140- Haya, N. ; Suzuki, H. ; Shiba, Y. *Neurogastroenterol. Motil.* **1998**, 10 (4), 295-303

141- Suzuki, T. ; Iwaoka, K. ; Imanishi, N. *Chem. Pharm. Bull.* **1999**, 47 (1), 120-122

142- Grossman, C.J. ; Kilpatrick, G.J. ; Bunce, K.T. *Br. J. Pharmacol.* **1993**, 109, 618-624

143- Waeber, C. ; Sebben, M. ; Grossman, C. ; Javoy-Agid, F. ; Bockaert, J. ; Dumuis, A. *Neuroreport,* **1993**, 4, 1239-1242

144- Gale, J.D. ; Grossman, C.J. ; Whitehead, J.W.F. ; Oxford, A.W. ; Bunce, K.T. ; Humphrey, P.P.A. *Br. J. Pharmacol.* **1994**, 111, 332-338

145- Lopez-Rodriguez, M.L. ; Benhamu, B. ; Viso, A. ; Morcillo, M.J. ; Murcia, M. ; Orensanz, L. ; Alfaro, M.J. and Martin, I. *Bioorg. Med. Chem.*, **1999**, 7 (11), 2271-2281

146- Clark, R.D. ; Jahangir, A. ; Flippen, L.A. ; Miller, A.B. ; Leung, E. ; Bonhaus, D.W. ; Wong, E.H.F. ; Johnson, L.G. ; Eglen, R.M. *Bioorg. Med. Chem. Lett.* **1995**, 5, 2119

147- Cohen, M. ; Bloomquist, W. ; Schaus, J. ; Thompson, D. ; Susemichel, A. ; Calligaro, D. ; Cohen, I. *J. Pharmacol. Exp. Ther.* **1996**, 277, 97

148- Kohen, , R. ; Metcalf, M.A. ; Khan, N. ; Druck, T. ; Huebner, K. ; Lachowicz, J.E ; ; Meltzer, H.Y. ; Sibley, D.R.. Roth, B.L. et Hamblin, M. *J. Neurochem.* **1996**, 66, 47-56

149- Hamon, M. ; Doucet, E. ; Lefèvre, K. *Neuropshychopharmacology*, **1999**, 21 (2) suppl, 68 S-76 S

150- Shinkai, T. ; Ohmori, O. ; Kojima, H. *Am. J. Med. Genet.* **1999**, 88 (2), 120-122

151- Tsai, S.J. ; Chiu, H.J. ; Wang, Y.C. *Neurosci. Lett.* **1999**, 271 (2), 135-137

152- Glennon, R.A. ; Lee, M. ; Rangisetty, J.B. ; Dukat, M. ; Roth, B.L. ; Savage, J.E. ; McBride, A. ; Rauser, L. ; Hufeisen, S. and Lee, D.K.H. *J. Med. Chem.* **2000**, 43, 1011-1018

153- Bentley, J.C. ; Bourson, A. ; Boess, F.G. et al, *Br. J. Pharmacol*, **1999**, 126 (7), 1537-1542

154- Tsai, S.J. ; Liu, H.C. ; Liu, T.Y. ; Wang, Y.C. ; Hong, C.J. *Neurosci. Lett.* **1999**, 276 (2), 138-139

155- Yoshioka, M. Matsumoto, M. ; Togashi, H. ; Mori, K. ; Saito, H. *Life Sci.* **1998**, 62 (17-18), 1473-1477

156- Gérard, C. ; Martres, M.P. ; Lefèvre, K. ; Miquel, M.C. ; Verge, D. ; Lanfumey, L. ; Doucet, E. ; Hamon, M. ; El Mestikawy, S. *Brain Res.* **1997**, 746, 207-219

157- Bard, J.A. ; Zgombick, J. ; Adham, N. ; Vaysse, P. ; Branchek, T.A. et Weinshank, R.L. *J. Biol. Chem.* **1993**, 268, 31, 23422-23426

158- Lovenberg, T.W. ; Baron, B.M. ; De Lecea, L. ; Miller, J.D. ; Prosser, R.A. ; Rea, M.A. ; Foye, P.E. ; Racke, M. ; Slone, A.L. ; Siegle, B.W. et al, *Neuron*, **1993**, 11, 449-458

159- Tsou, A.P. ; Kosaka, A. ; Bach, C. ; Zuppan, P. ; Yce, C. ; Tom, L. ; Alvarez, M. ; Ramsey, S. ; Bonhaus, D.W. ; Stephanic, E. ; Jakeman, L. ; Eglen, R.M. ; Chan, H.W. *J. Neurochem.* **1994**, 63, 456-464

160- Fone, K.C.F. and Marsden, C.A. *J. Neurochem.* **1999**, 72 (2), 883-884

161- Schwartz, W.J. *Adv. Int. Med.* **1993**, 38, 81-106

162- Rea, M.A. *Chronobiol. Int.* **1998**, 15 (5), 395-423

163- Mullins, U.L. ; Gianutsos, G. ; Eison, A.S. *Neuropsychopharmacology*, **1999**, 21 (3), 352-367

164- Schoeffter, P. ; Ulmer, C. ; Bobirnac, I. ; Gabbiani, G. et Lübbert, H. *Br. J. Pharmacol.* **1996**, 117, 993-994

165- Cohen, Z. ; Bouchelet, I. ; Olivier, A. *J. Cereb. Blood Flow Metab.* **1999**, 19 (8), 908-917

166- Hemedah, M. ; Coupar, I.M. ; Mitchelson, F.J ; *Br. J. Pharmacol.* **1999**, 126 (1), 179-188

167- Terron, J.A. *Proc. West. Pharmacol. Soc.* **1998**, 41, 247-251

168- Terron, J.A. ; Falcon, N.A. *Br. J. Pharmacol.* **1999**, 127 (3), 609-616

169- Thomas, D.R. ; Middlemiss, D.N. ; Taylor , S.G. *Br. J. Pharmacol.* **1999**, 128 (1), 158-164

170- Forbes, I.T. ; Dabbs, S. ; Malcolm Duckworth, D. ; Jennings, A.J. ; King, F.D. ; Lovell, P.J. ; Brown, A.M. ; Collin, L. *J. Med. Chem.*, **1998**, 41 (5), 655-657

171- Thomas, D.R. ; Gittins, S.A. ; Collin, L.L ;, Middlemiss, D.N. ; Riley, G. ; Hagan, J. ; Gloger, I. ; Ellis, C.E. ; Forbes, I.T. and Brown, A. *Br. J. Pharmacol.* **1998**, 124, 1300-1306

172- Vanhoenacker, P. ; Haegeman, G. and Leysen, J.E. *TiPS*, **2000**, 21, 70-77

173- Lovell, P.J. ; Bromidge, S.M. ; Dabbs, S. ; Malcolm Duckworth, D. ; Forbes, I.T. ; Jennings, A.J. ; King, F.D. ; Middlemiss, D.N. ; Rahman, S.K. et al, *J. Med. Chem.* **2000**, 43, 342-345

174- Hinschberger, A. Rault, S. ; Dauphin, F. ; Boulouard, M. ; Dumuis, A. *Brevet français*, **2000**, N° 0004811

175- Dumuis, A. ; Ansanay, H. ; Waeber, C. ; Sebben, M. ; Fagni, L. and Bockaert, J. *In Serotonin receptors and their ligands*, Eds : B. Olivier, I. van Wijngaarden and W. Soudijn, Elsevier Science, **1997**, p 261

176- Gaster, , L.M. ; King, F.D. *Medicinal Research Reviews*, **1997**, 17 (2), 163-164

177- Lopez-Rodriguez, M.L. ; Marcilla, M.J. ; Benhamir, B. *Journal of Computer-aided Molecular Design*, **1997**, 11, 589-599

178- Schaus, J.M. ; Thompson, D.C. ; Bloomquist, W.E. ; Susemichel, A.D. ; Calligaro, D.O. and Cohen, M.L. *J. Med. Chem.* **1998**, 41, 1943-1955

179- Yang, D. ; Soulier, J.L. ; Sicsic, S. ; Mathé-Allainmat, M. ; Brémont, B. ; Croci, T. ; Cardamone, R. ; Aureggi, G ; ; Langlois, M. *J. Med. Chem.* **1997**, 40, 608

180- Morpugo, C. *Arzneim. Forsch. (Drug Res.)*, **1971**, 11, 1727-1734

181- Boissier, J.R. ; Simon, P. *Arch. Int. Pharmacodyn.* **1965**, 158, 212-229

182- Porsolt, R.D ; ; Bertin, A. ; Jaffre, M. *Archt. Int. Pharmacodyn. Ther.* **1977**, 229 (2), 327-336

183- Eddy and Leimbach, *J. Pharmacol. Exp. Ther.* **1953**, 107, 385-393

184- Woolfe G. and Mac Donald, A.D. *Pharmacol. Expert. Ther.* **1943**, 80, 300-307

185- Koster, R. ; Anderson, M. ; de Beer, E.J. *Fed. Proc.* **1959**, 18, 412

186- Taber, R.I. ; Greenhouse, D.D. ; Rendell, J.K., Irwin, S. *J. Pharmacol. Exp. Ther.* **1969**, 169, 29-38

187- Ghelardini, C. ; Galeotti, N. ; Casamenti, F. ; Malmmberg-Aiello, P. ; Pepeu, G. ; Gualtieri, F. ; Bartolini, A. *Life Science*, **1996**, 58, 2297-2309

188- Gillard, A.C. *Thèse de chimie*, Université de Caen, **1996**

TABLE DES MOLECULES

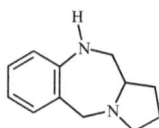

1,2,3,10,11,11a-hexahydro-5*H*-pyrrolo
[2,1-*c*][1,4]benzodiazépine

2 (*p 261*)

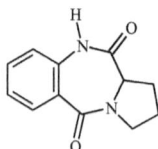

1,2,3,10,11,11a-hexahydro-5*H*-pyrrolo
[2,1-*c*]1,4]benzodiazépine-5,11-dione

16

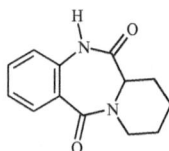

1,2,3,4,6,11,12,12a-octahydropyrido
[2,1-*c*][1,4]benzodiazépine-6,12-dione

17

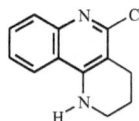

5-chloro-1,2,3,4-benzo[*h*][1,6]naphtyridine

18 (*p 136*)

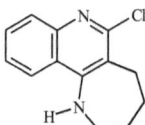

6-chloro-2,3,4,5-tétrahydro-1*H*-azépino
[3,2-*c*]quinoléine

19 (*p 138*)

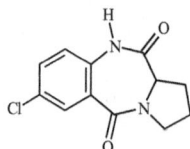

7-chloro-1,2,3,10,11,11a-hexahydro-5*H*-
pyrrolo[2,1-*c*][1,4]benzodiazépine-5,11-dione

22

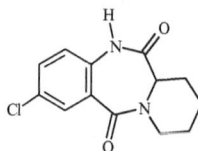

8-chloro-1,2,3,4,6,11,12,12a-octahydro-
pyrido[2,1-*c*][1,4]benzodiazépine-6,12-dione

23

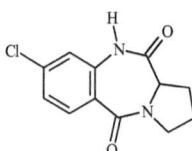

8-chloro-1,2,3,10,11,11a-hexahydro-5*H*-
pyrrolo[2,1-*c*][1,4]benzodiazépine-5,11-dione

24

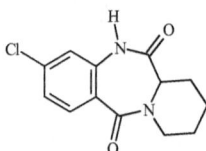

9-chloro-1,2,3,4,6,11,12,12a-octahydro-
pyrido[2,1-*c*][1,4]benzodiazépine-6,12-dione

25

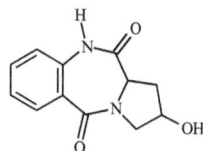

2-hydroxy-1,2,3,10,11,11a-hexahydro-5*H*-
pyrrolo[2,1-*c*][1,4]benzodiazépine-5,11-dione

26

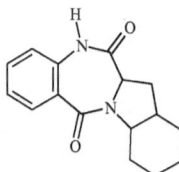

12,13-dihydro-7*H*-perhydroindolo[2,1-*c*]
[1,4]benzodiazépne-7,13-dione

21

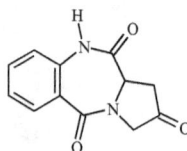

1,2,3,10,11,11a-hexahydro-5*H*-pyrrolo[2,1-*c*]
[1,4]benzodiazépine-2,5,11-trione

34

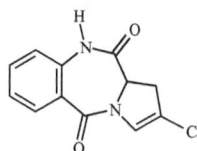

2-chloro-1,10,11,11a-tétrahydro-5*H*-pyrrolo
[2,1-*c*][1,4]benzodiazépine

35

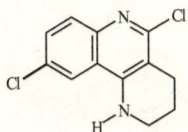

5,9-dichloro-1,2,3,4-tétrahydrobenzo[h]
[1,6]naphtyridine

37 (p 139)

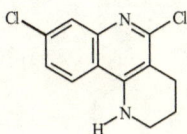

5,8-dichloro-1,2,3,4-tétrahydrobenzo[h]
[1,6]naphtyridine

38 (p 140)

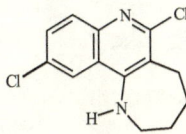

6,10-dichloro-2,3,4,5-tétrahydro-H-
azépino[3,2-c]quinoléine

39 (p 141)

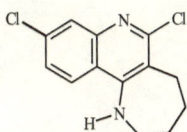

6,9-dichloro-2,3,4,5-tétrahydro-H-
azépino[3,2-c]quinoléine

40 (p 142)

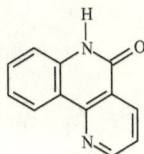

5,6-dihydrobenzo[h][1,6]naphtyridin-5-one

41

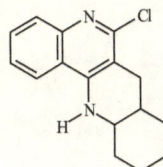

6-chloro-7,7a,8,9,10,11,11a,12-octahydro-
dibenzo[b,h][1,6]naphtyridine

42 (p 143)

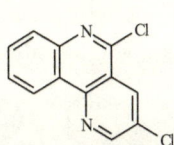

3,5-dichlorobenzo[h][1,6]naphtyridine

43 (p 144)

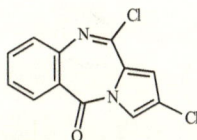

2,11-dichloro-5H-pyrrolo[2,1-c]
[1,4]benzodiazépin-5-one

44

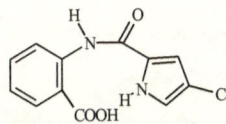

acide 2-[(4-chloro-1H-pyrrole-2-carbonyl)-
amino]benzoïque

45 (p 144)

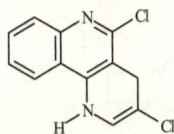

1,4-dihydro-3,5-dichlorobenzo[h]
[1,6]naphtyridine

46

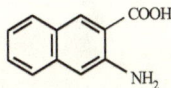

acide 3-amino-2-naphtoïque

47 (p 146)

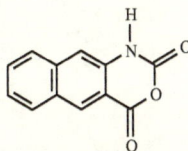

anhydride benzoisatoïque

48 (p 147)

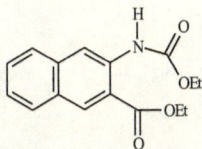

3-[(éthoxycarbonyl)amino]-2-
naphtoate d'éthyle

49

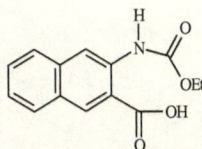

acide 3-[(éthoxycarbonyl)amino]-2-
naphtoïque

50

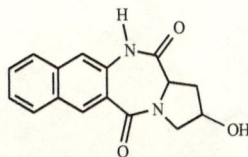

2-hydroxy-1,2,3,12,13,13a-hexahydro-5H-naphto
[2,3-e]pyrrolo[1,2a][1,4]diazépine-5,13-dione

20 (p 148)

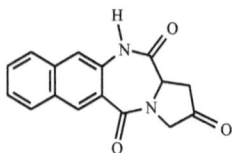

2-hydroxy-1,2,3,12,13,13a-hexahydro-5*H*-naphto
[2,3-*e*]pyrrolo[1,2-*a*][1,4]diazépine-2,5,13-trione

51 (*p 149*)

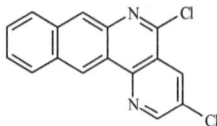

3,5-dichloronaphto[2,3-*h*]
[1,6]naphtyridine

52

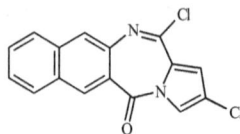

2,13-dichloro-5*H*-naphto[2,1-*c*]
[1,4]benzodiazépine-5-one

53

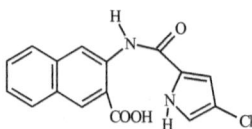

acide 2-[(4-chloro-1*H*-pyrrole-2-carbonyl)-
amino]naphtoïque

54

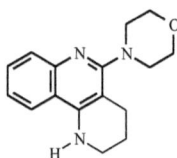

5-morpholino-1,2,3,4-tétrahydrobenzo
[*h*][1,6]naphtyridine

55 (*p 150*)

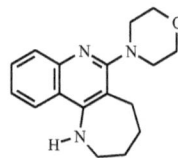

6-morpholino-2,3,4,5-tétrahydro-1*H*-
azépino[3,2-*c*]quinoléine

56 (*p 151*)

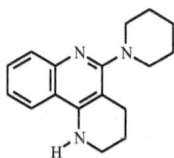

5-pipéridino-1,2,3,4-tétrahydrobenzo
[*h*][1,6]naphtyridine

57 (*p 153*)

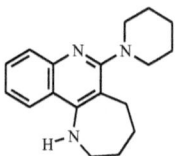

6-pipéridino-2,3,4,5-tétrahydro-1*H*-
azépino[3,2-*c*]quinoléine

58 (*p 154*)

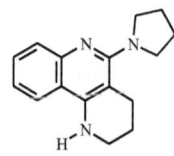

5-pyrrolidino-1,2,3,4-tétrahydrobenzo
[*h*][1,6]naphtyridine

59 (*p 155*)

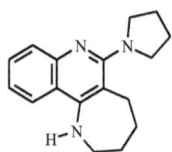

6-pyrrolidino-2,3,4,5-tétrahydro-1*H*-
azépino[3,2-*c*]quinoléine

60 (*p 156*)

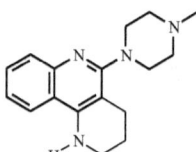

5-*N*-méthylpipérazino-1,2,3,4-tétrahydro-
benzo[*h*][1,6]naphtyridine

61 (*p 159*)

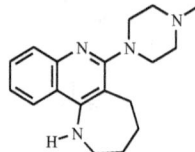

6-*N*-méthylpipérazino-2,3,4,5-tétrahydro-
1*H*-azépino[3,2-*c*]quinoléine

62 (*p 158*)

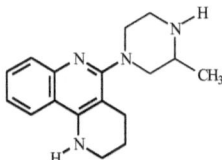

5-(3-méthylpipérazino)-1,2,3,4-tétrahydro-
benzo[*h*][1,6]naphtyridine

63 (*p 161*)

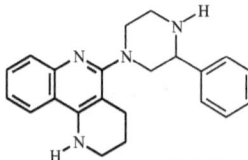

5-(3-phénylpipérazino)-1,2,3,4-tétrahydro-
benzo[*h*][1,6]naphtyridine

64 (*p 162*)

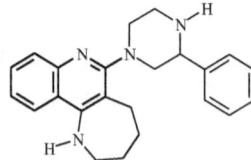

6-(3-phénylpipérazino)-2,3,4,5-tétrahydro-
1*H*-azépino[3,2-*c*]quinoléine

65 (*p 163*)

162

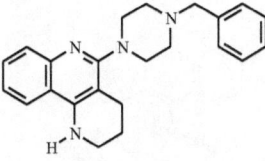

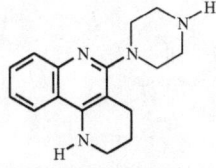

5-(*N*-benzylpipérazino)-1,2,3,4-tétrahydro-
benzo[*h*][1,6]naphtyridine

66 (*p 164*)

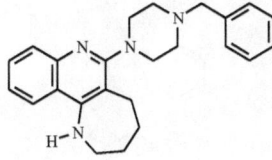

6-(*N*-benzylpipérazino)-2,3,4,5-tétrahydro-
1*H*-azépino[3,2-*c*]quinoléine

67 (*p 166*)

5-pipérazino-1,2,3,4-tétrahydro-
benzo[*h*][1,6]naphtyridine

68 (*p 168*)

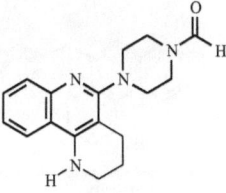

5-(*N*-formylpipérazino)-1,2,3,4-
tétrahydrobenzo[*h*][1,6]naphtyridine

69 (*p 169*)

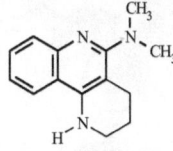

5-(*N*,*N*-diméthylamino)-1,2,3,4-
tétrahydrobenzo[*h*][1,6]naphtyridine

70 (*p 169*)

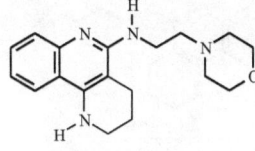

5-(4-morpholinoéthylamino)-1,2,3,4-
tétrahydrobenzo[*h*][1,6]naphtyridine

71 (*p 171*)

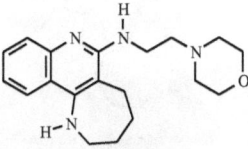

6-(4-morpholinoéthylamino)-2,3,4,5-
tétrahydro-1*H*-azépino[3,2-*c*]quinoléine

72 (*p 173*)

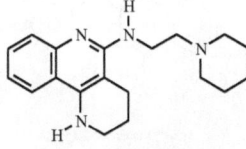

5-(1-pipéridinoéthylamino)-1,2,3,4-
tétrahydrobenzo[*h*][1,6]naphtyridine

73 (*p 180*)

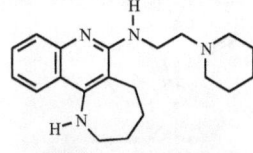

6-(1-pipéridinoéthylamino)-2,3,4,5-
tétrahydro-1*H*-azépino[3,2-*c*]quinoléine

74 (*p 181*)

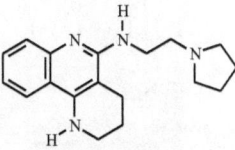

5-(1-pyrrolidinoéthylamino)-1,2,3,4-
tétrahydrobenzo[*h*][1,6]naphtyridine

75 (*p 183*)

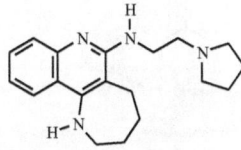

6-(1-pyrrolidinoéthylamino)-2,3,4,5-
tétrahydro-1*H*-azépino[3,2-*c*]quinoléine

76 (*p 184*)

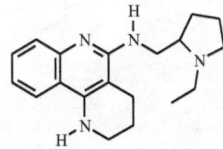

5-[2-(1-éthylpyrrolidino)-méthylamino-
1,2,3,4-tétrahydrobenzo[*h*][1,6]naphtyridine

77 (*p 185*)

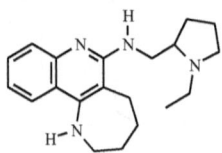

6-[2-(1-éthylpyrrolidino)méthylamino-2,3,4,5-tétrahydro-1*H*-azépino[3,2-*c*]quinoléine

78 (*p 186*)

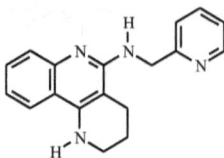

5-(2-pyridino)méthylamino-1,2,3,4-tétrahydrobenzo[*h*][1,6]naphtyridine

79 (*p 187*)

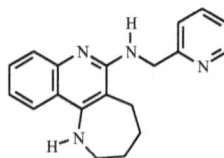

6-(2-pyridino)méthylamino-2,3,4,5-tétrahydro-1*H*-azépino[3,2-*c*]quinoléine

80 (*p 188*)

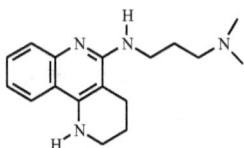

5-(*N,N*-diméthylamino-propylamino)-1,2,3,4-tétrahydrobenzo[*h*][1,6]naphtyridine

81 (*p 190*)

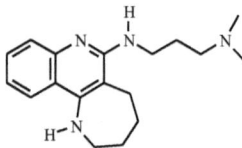

6-(*N,N*-diméthylaminopropylamino)-2,3,4,5-tétrahydro-1*H*-azépino[3,2-*c*]quinoléine

82 (*p 191*)

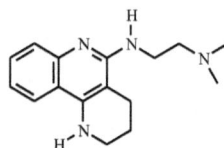

5-(*N,N*-diméthylaminoethylamino)-1,2,3,4-tétrahydrobenzo[*h*][1,6]naphtyridine

83 (*p 192*)

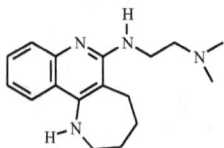

6-(*N,N*-diméthylaminoethylamino)-2,3,4,5-tétrahydro-1*H*-azépino[3,2-*c*]quinoléine

84 (*p 193*)

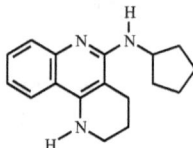

5-cyclopentylamino-1,2,3,4-tétrahydrobenzo[*h*][1,6]naphtyridine

85 (*p 196*)

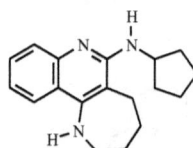

6-cyclopentylamino-2,3,4,5-tétrahydro-1*H*-azépino[3,2-*c*]quinoléine

86 (*p 195*)

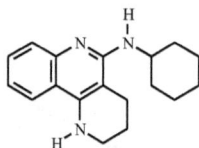

5-cyclohexylamino-1,2,3,4-tétrahydrobenzo[*h*][1,6]naphtyridine

87 (*p 198*)

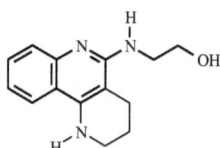

5-(2-hydroxy-éthylamino)-1,2,3,4-tétrahydro-benzo[*h*][1,6]naphtyridine

88 (*p 199*)

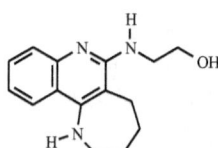

6-(2-hydroxy-éthylamino)-2,3,4,5-tétrahydro-1*H*-azépino[3,2-*c*]quinoléine

89 (*p 202*)

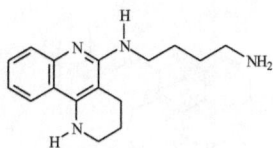

5-(4-aminobutyl)amino-1,2,3,4-
tétrahydrobenzo[*h*][1,6]naphtyridine

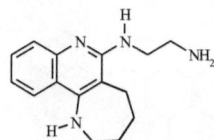

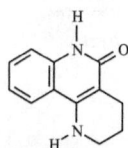

90 (*p 204*)

6-(2-aminoéthyl)-2,3,4,5-tétrahydro-
1*H*-azépino[3,2-*c*]quinoléine

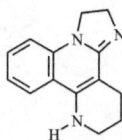

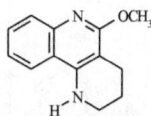

91 (*p 206*)

1,2,3,4,6,7-hexahydroimidazolo[*a*]benzo
[*h*][1,6]naphtyridine

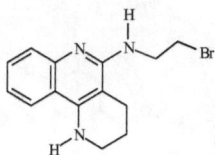

92 (*p 201*)

5-(2-bromoéthylamino)-1,2,3,4-
tétrahydrobenzo[*h*][1,6]naphtyridine

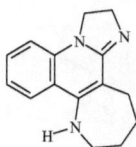

93

2,3,4,5,7,8-hexahydro-*H*-imidazolo[*a*]
azépino[3,2-*c*]quinoléine

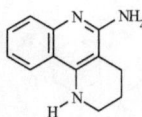

94 (*p 181*)

5-amino-1,2,3,4-tétrahydro-benzo[*t*]
[1,6]naphtyridine

95 (*p 207*)

1,2,3,4,5,6-hexahydrobenzo[*h*]
[1,6]naphtyridine

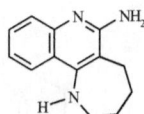

96 (*p 242*)

6-amino-2,3,4,5-tétrahydro-
1*H*-azépino[3,2-*c*]quinoléine

97 (*p 208*)

5-méthoxy-1,2,3,4-tétrahydro-
benzo[*h*][1,6]naphtyridine

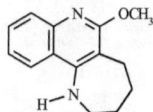

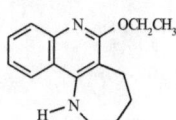

98 (*p 211*)

6-méthoxy-2,3,4,5-tétrahydro-
1*H*-azépino[3,2-*c*]quinoléine

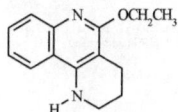

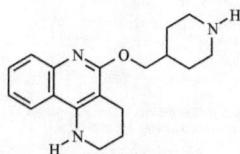

99 (*p 209*)

5-éthoxy-1,2,3,4-tétrahydro-
benzo[*h*][1,6]naphtyridine

100 (*p 212*)

6-méthoxy-2,3,4,5-tétrahydro-
1*H*-azépino[3,2-*c*]quinoléine

101 (*p 210*)

5-[(pipéridin-4-yl)méthoxy]-1,2,3,4-
tétrahydrobenzo[*h*][1,6]naphtyridine

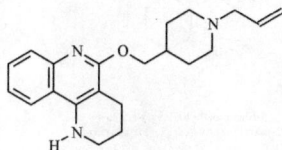

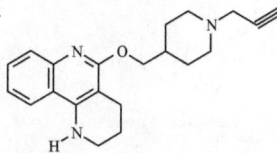

102 (*p 233*)

5-[(*N*-allylpipéridin-4-yl)méthoxy]-1,2,3,4-
tétrahydrobenzo[*h*][1,6]naphtyridine

103 (*p 236*)

5-[(*N*-propargylpipéridin-4-yl)méthoxy]-
1,2,3,4-tétrahydrobenzo[*h*][1,6]naphtyridine

104 (*p 234*)

165

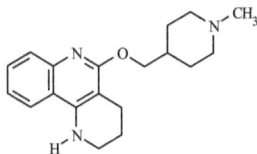

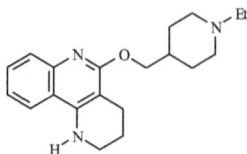

5-[(*N*-méthylpipéridin-4-yl)méthoxy]-1,2,3,4-
tétrahydrobenzo[*h*][1,6]naphtyridine

105 (*p 213*)

5-[(*N*-éthylpipéridin-4-yl)méthoxy]-1,2,3,4-
tétrahydrobenzo[*h*][1,6]naphtyridine

106 (*p 215*)

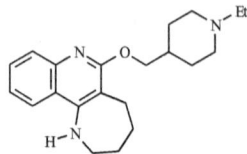

6-[(*N*-éthylpipéridin-4-yl)méthoxy]-2,3,4,5-
tétrahydro-1*H*-azépino[3,2-*c*]quinoléine

107 (*p 222*)

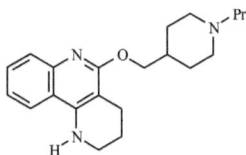

5-[(*N*-propylpipéridin-4-yl)méthoxy]-1,2,3,4-
tétrahydrobenzo[*h*][1,6]naphtyridine

108 (*p 216*)

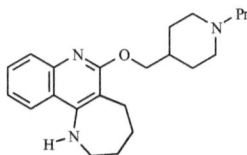

6-[(*N*-propylpipéridin-4-yl)méthoxy]-2,3,4,5-
tétrahydro-1*H*-azépino[3,2-*c*]quinoléine

109 (*p 223*)

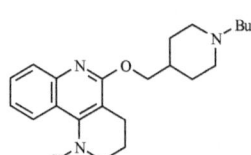

5-[(*N*-butylpipéridin-4-yl)méthoxy]-1,2,3,4-
tétrahydrobenzo[*h*][1,6]naphtyridine

110 (*p 217*)

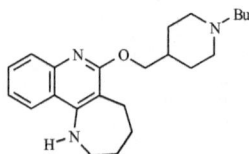

6-[(*N*-butylpipéridin-4-yl)méthoxy]-2,3,4,5-
tétrahydro-1*H*-azépino[3,2-*c*]quinoléine

111 (*p 224*)

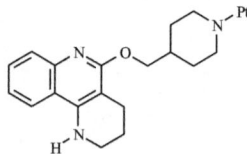

5-[(*N*-pentylpipéridin-4-yl)méthoxy]-1,2,3,4-
tétrahydrobenzo[*h*][1,6]naphtyridine

112 (*p 218*)

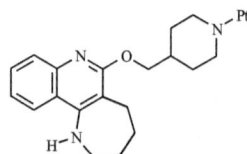

6-[(*N*-pentylpipéridin-4-yl)méthoxy]-2,3,4,5-
tétrahydro-1*H*-azépino[3,2-*c*]quinoléine

113 (*p 225*)

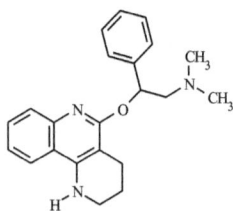

5-[(1-phényl-*N,N*-diméthylamino)éthoxy]-
1,2,3,4-tétrahydrobenzo[*h*][1,6]naphtyridine

114 (*p 221*)

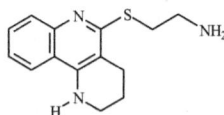

5-(2aminoéthylsulfanyl)-1,2,3,4-
tétrahydrobenzo[*h*][1,6]naphtyridine

115 (*p 237*)

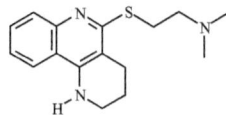

5-(*N,N*-diméthylaminoéthylsulfanyl)-1,2,3,4-
tétrahydrobenzo[*h*][1,6]naphtyridine

116 (*p 239*)

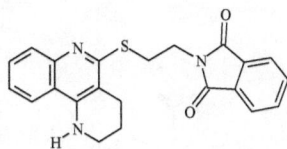

5-(2-phtalimidoéthylsulfanyl)-1,2,3,4-
tétrahydrobenzo[*h*][1,6]naphtyridine

117 (*p 238*)

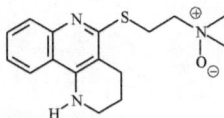

5-(*N,N*-diméthylamino-éthylsulfanyl)-1,2,3,4-
tétrahydrobenzo[*h*][1,6]naphtyridine-*N*-oxyde

119 (*p 240*)

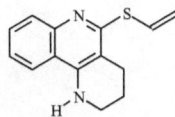

5-vinylsulfanyl-1,2,3,4-tétrahydro-
benzo[*h*][1,6]naphtyridine

120 (*p 240*)

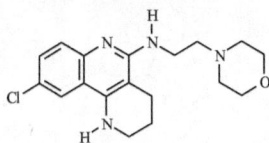

9-chloro-5-(4-morpholinoéthylamino)-1,2,3,4-
tétrahydrobenzo[*h*][1,6]naphtyridine

121 (*p 174*)

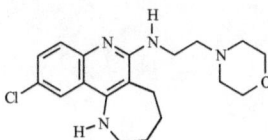

10-chloro-6-(4-morpholinoéthylamino)-
2,3,4,5-tétrahydro-*H*-azépino[3,2-*c*]quinoléine

122 (*p 176*)

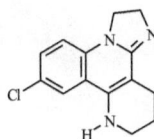

10-chloro-1,2,3,4,6,7-hexahydroimidazolo
[*a*]benzo[*h*][1,6]naphtyridine

123 (*p 174*)

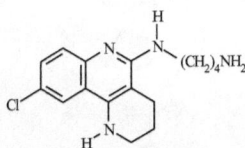

9-chloro-5-(4-aminobutyl)amino-1,2,3,4-
tétrahydrobenzo[*h*][1,6]naphtyridine

124 (*p 205*)

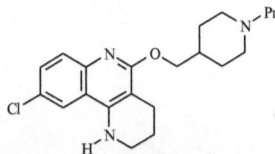

9-chloro-5-[(*N*-propylpipéridin-4-yl)-méthoxy]-
1,2,3,4-tétrahydrobenzo[*h*][1,6]naphtyridine

125 (*p 219*)

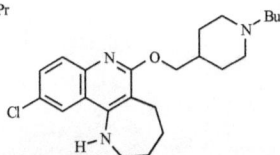

10-chloro-6-[(*N*-butylpipéridin-4-yl)méthoxy]-
2,3,4,5-tétrahydro-*H*-azépino[3,2-*c*]quinoléine

126 (*p 227*)

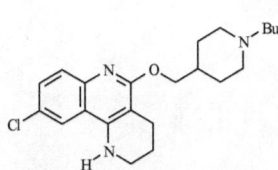

9-chloro-5-[(*N*-butylpipéridin-4-yl)méthoxy]-
1,2,3,4-tétrahydrobenzo[*h*][1,6]naphtyridine

127 (*p 220*)

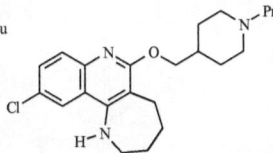

10-chloro-6-[(*N*-propylpipéridin-4-yl)méthoxy]-
2,3,4,5-tétrahydro-*H*-azépino[3,2-*c*]quinoléine

128 (*p 226*)

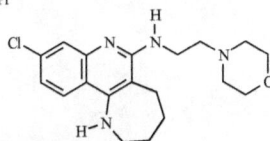

9-chloro-6-(4-morpholinoéthylamino)-
2,3,4,5-tétrahydro-*H*-azépino[3,2-*c*]quinoléine

129 (*p 177*)

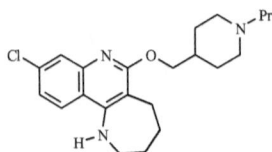

9-chloro-6-[(*N*-propylpipéridin-4-yl)méthoxy]-
2,3,4,5-tétrahydro-*H*-azépino[3,2-*c*]quinoléine

130 (*p 228*)

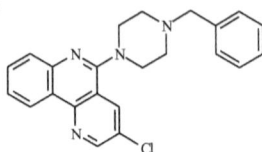

3-chloro-5-(*N*-benzylpipérazino)benzo
[*h*][1,6]naphtyridine

131 (*p 167*)

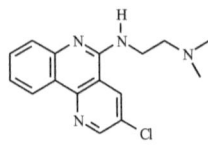

3-chloro-5-(*N*,*N*-diméthylaminoéthylamino)-
benzo[*h*][1,6]naphtyridine

132 (*p 194*)

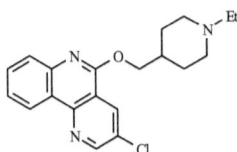

3-chloro-5-[(*N*-éthylpipéridin-4-yl)méthoxy]-
benzo[*h*][1,6]naphtyridine

133 (*p 229*)

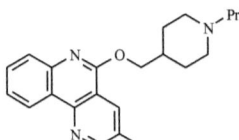

3-chloro-5-[(*N*-propylpipéridin-4-yl)méthoxy]-
benzo[*h*][1,6]naphtyridine

134 (*p 230*)

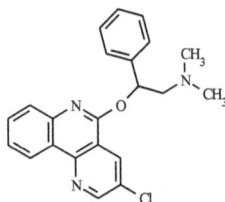

3-chloro-5-[(1-phényl*N*,*N*-diméthylamino)-
éthoxy]benzo[*h*][1,6]naphtyridine

135 (*p 231*)

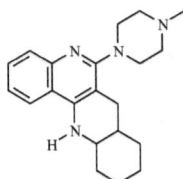

6-(*N*-méthylpipérazino)-7,7a,8,9,10,11,11a,12-
octahydrodibenzo[*b*,*h*][1,6]naphtyridine

136 (*p 160*)

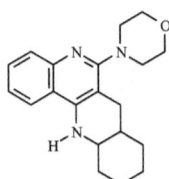

6-morpholino-7,7a,8,9,10,11,11a,12-
octahydrodibenzo[*b*,*h*][1,6]naphtyridine

137 (*p 152*)

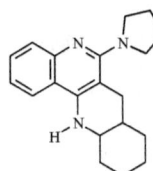

6-pyrrolidino-7,7a,8,9,10,11,11a,12-
octahydrodibenzo[*b*,*h*][1,6]naphtyridine

138 (*p 157*)

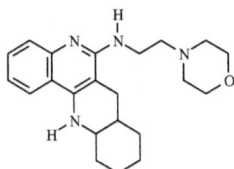

6-(4-morpholinoéthylamino)-7,7a,8,9,10,11,11a,12-
octahydrodibenzo[*b*,*h*][1,6]naphtyridine

139 (*p 178*)

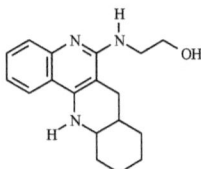

6-(2-hydroxyéthylamino)-7,7a,8,9,10,11,11a,12-
octahydrodibenzo[*b*,*h*][1,6]naphtyridine

140 (*p 203*)

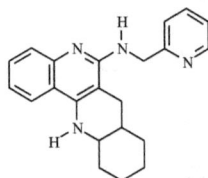

6-(2-pyridino)méthylamino-7,7a,8,9,10,11,
11a,12-octahydrodibenzo[*b*,*h*][1,6]naphtyridine

141 (*p 189*)

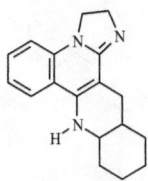

5,6,8,8a,9,10,11,12,12a,13-décahydro-
imidazolo[f]dibenzo[b,h][1,6]naphtyridine

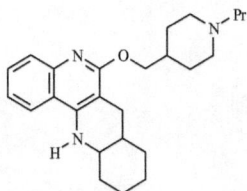

142 (p 178)

6-[(N-propylpipéridin-4-yl)méthoxy]-7,7a,8,9,10,
11,11a,12-octahydrodibenzo[b,h][1,6]naphtyridine

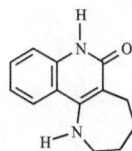

143 (p 232)

2,3,4,5,6,7-hexahydro-1H-
azépino[3,2-c]quinoléin-6-one

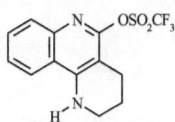

144 (p 244)

5-trifluorométhylsulfonyl-1,2,3,4-
tétrahydrobenzo[h][1,6]naphtyridine

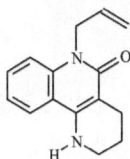

145 (p 245)

6-allyl-1,2,3,4,5,6-hexahydro-
benzo[h][1,6]naphtyridin-5-one

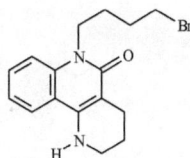

147 (p 246)

6-(4-bromobutyl)-1,2,3,4,5,6-hexahydro-
benzo[h][1,6]naphtyridine-5-one

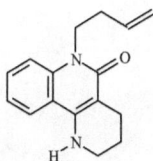

148 (p 247)

6-(but-3-ényl)-1,2,3,4,5,6-hexahydro-
benzo[h][1,6]naphtyridin-5-one

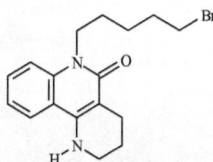

149 (p 247)

6-(5-bromopentyl)-1,2,3,4,5,6-hexahydro-
benzo[h][1,6]naphtyridin-5-one

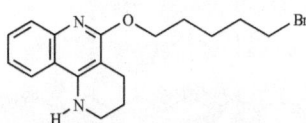

150 (p 253)

5-(5-bromopentoxy)-1,2,3,4-tétrahydro-
benzo[h][1,6]naphtyridine

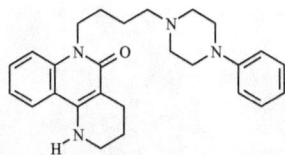

151 (p 253)

6-[4-(4-phénylpipérazin-1-yl)butyl]-1,2,3,4,5,6-
hexahydrobenzo[h][1,6]naphtyridin-5-one

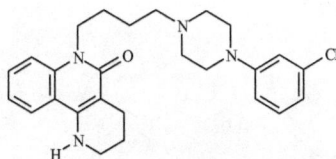

152 (p 249)

6-[4-(4-(3-chlorophénylpipérazin-1-yl)butyl]-1,2,3,4,5,6-
hexahydrobenzo[h][1,6]naphtyridin-5-one

153 (p 250)

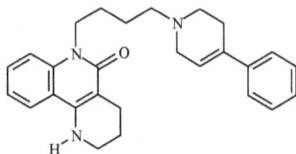

6-[4-(4-phénylpipérazin-1,2,3,6-tétrahydropyridin-1-yl)butyl]-
1,2,3,4,5,6-hexahydrobenzo[*h*][1,6]naphtyridin-5-one

154 (*p 251*)

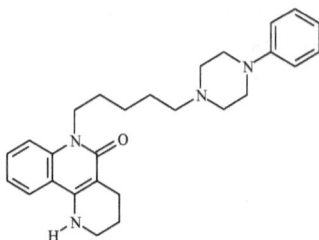

6-[5-(5-phénylpipérazin-1-yl)pentyl]-1,2,3,4,5,6-
hexahydrobenzo[*h*][1,6]naphtyridin-5-one

155 (*p 255*)

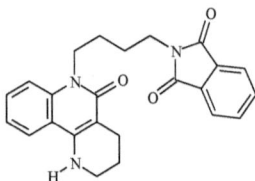

6-(4-phtalimido)butyl-1,2,3,4,5,6-hexahydro-
benzo[*h*][1,6]naphtyridin-5-one

156 (*p 252*)

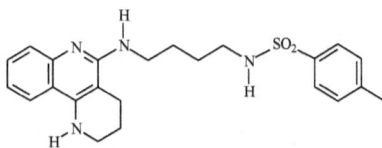

5-[4-(4-méthylbenzènesulfonamido)butylamino]-
1,2,3,4-tétrahydrobenzo[*h*][1,6]naphtyridine

157 (*p 256*)

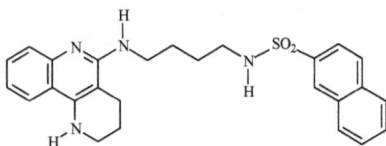

5-[4-(2-naphthalènesulfonamido)butylamino]-
1,2,3,4-tétrahydrobenzo[*h*][1,6]naphtyridine

158 (*p 257*)

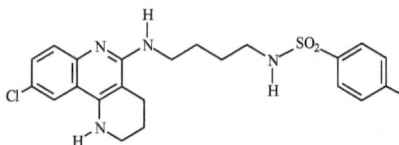

9-chloro-5-[4-(4-méthylbenzènesulfonamido)butylamino]-
1,2,3,4-tétrahydrobenzo[*h*][1,6]naphtyridine

159 (*p 258*)

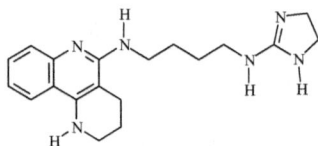

5-[4-(4,5-dihydro-1*H*-imidazol-2-yl)butylamino]-
1,2,3,4-tétrahydrobenzo[*h*][1,6]naphtyridine

161 (*p 259*)

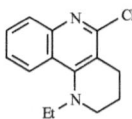

5-chloro-1-éthyl-1,2,3,4-tétrahydro-
benzo[*h*][1,6]naphtyridine

162

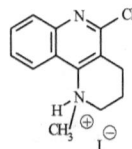

5-chloro-1-méthyl-1,2,3,4-tétrahydro-
benzo[*h*][1,6]naphtyridine, iodhydrate

164 (*p 260*)

170

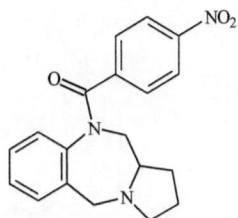

10-(p-nitrobenzoyl)-1,2,3,10,11,11a-hexahydro-
5*H*-pyrrolo[2,1-*c*][1,4]benzodiazépine

165 (*p 262*)

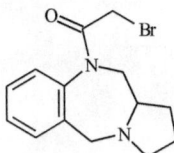

10-(2-bromoacétyl)-1,2,3,10,11,11a-hexahydro-
5*H*-pyrrolo[2,1-*c*][1,4]benzodiazépine

166 (*p 263*)

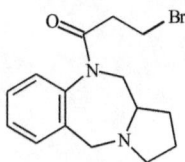

10-(3-bromopropanoyl)-1,2,3,10,11,11a-hexahydro-
5*H*-pyrrolo[2,1-*c*][1,4]benzodiazépine

167 (*p 265*)

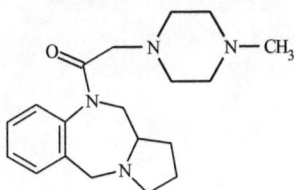

10-[2-(*N*-méthylpipérazino)acétyl]-1,2,3,10,11,11a-
hexahydro-5*H*-pyrrolo[2,1-*c*][1,4]benzodiazépine

168 (*p 264*)

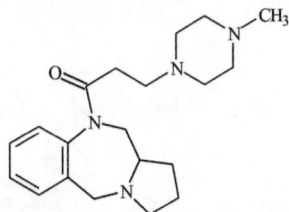

10-[3-(*N*-méthylpipérazino)propanoyl]-1,2,3,10,11,11a-
hexahydro-5*H*-pyrrolo[2,1-*c*][1,4]benzodiazépine

169 (*p 266*)

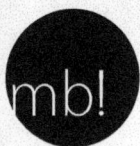

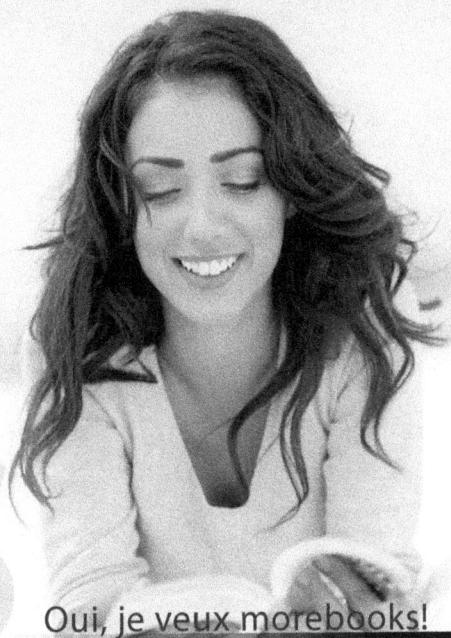